汉竹编著·健康爱家系列

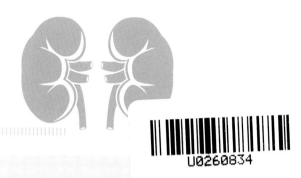

透析饮食
+
生活养护

郑桂敏/主编

江苏凤凰科学技术出版社
全国百佳图书出版单位
·南京·

图书在版编目（CIP）数据

透析饮食 + 生活养护 / 郑桂敏主编 . — 南京：江苏凤凰科学技术
出版社 , 2022.9（2025.2）
（汉竹·健康爱家系列）
ISBN 978-7-5713-2881-8

Ⅰ.①透… Ⅱ.①郑… Ⅲ.①血液透析 - 食物疗法Ⅳ.① R247.1

中国版本图书馆 CIP 数据核字 (2022) 第 059522 号

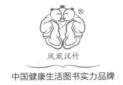

中国健康生活图书实力品牌

透析饮食 + 生活养护

主　　　编	郑桂敏
编　　　著	汉 竹
责 任 编 辑	刘玉锋　黄翠香
特 邀 编 辑	仇 双　朱崧岭　张 瑜
责 任 设 计	蒋佳佳
责 任 校 对	仲 敏
责 任 监 制	刘文洋

出 版 发 行	江苏凤凰科学技术出版社
出版社地址	南京市湖南路 1 号 A 楼，邮编：210009
出版社网址	http://www.pspress.cn
印　　　刷	南京互腾纸制品有限公司

开　　　本	720 mm×1 000 mm　1/16
印　　　张	10.5
字　　　数	200 000
版　　　次	2022 年 9 月第 1 版
印　　　次	2025 年 2 月第 8 次印刷

标 准 书 号	ISBN 978-7-5713-2881-8
定　　　价	39.80 元

图书如有印装质量问题，可向我社印务部调换。

导读

透析患者怎么控制饮食?

做透析治疗带来的不适症状怎么缓解?

透析患者适合做什么运动?

……

对于患有慢性肾脏病的人来说,一旦疾病发展到终末期,就需要进行肾脏替代治疗,这是一件需要长期治疗的事情,其间可能会伴随着一些并发症或身体不适。除了透析治疗外,在生活上也需要注意自我管理。

本书首先介绍了慢性肾脏病的相关知识,以血液透析为主,从药物控制、饮食调理、运动锻炼等几个方面入手,讲解了适合透析患者吃的食材及食谱,适合透析患者的运动方法,为透析患者在生活细节上提供指导。

透析患者自我管理的重要性

在透析过程中，除了医护人员提供专业的帮助以外，还需要患者学会自我管理，也就是要积极适应透析生活。当透析开始以后，生活会随之发生变化，除了要定期进行透析治疗外，还要配合相应的饮食调养、体重管理、运动锻炼、心理调节等，这样有利于提升透析效果，降低透析并发症的发生率，从而提高透析后的生活质量。

饮食调养

透析患者由于肾脏功能严重受损，不能正常代谢体内的毒素垃圾，容易出现水、电解质代谢紊乱以及酸碱平衡紊乱，从而可能引起并发症，如水肿、高钾血症、高血压、代谢性酸中毒等。

透析患者的饮食，要求限制水分摄入，低钠、低钾、低磷，摄入优质蛋白质和适量热量。只有在日常饮食中管住了嘴，才能有助于减少并发症的发生。

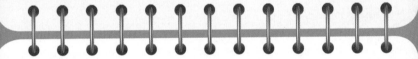

心理调节

透析是一个比较漫长的过程，患者的心理状况易发生改变，情绪起伏变化大。多项研究显示，透析患者容易出现的心理问题有抑郁、焦虑等，长时间的心理问题困扰可能会使生活质量降低。因此，透析患者的自我心理调节就显得十分有必要。

透析患者要学会心理调节，多与家人和朋友交流，及时排解心理压力，保持良好乐观的情绪，积极应对透析生活，这样才能对疾病的控制有帮助。

运动锻炼

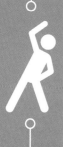

　　运动有促进人体新陈代谢、提高免疫力的作用，还可以增强心肺功能、改善睡眠、调节情绪……运动好处多，那么透析患者可以运动吗？

　　一般来说，透析患者身体机能相对较弱，运动有助于帮助透析患者抵御疾病，可对透析容易引发的各种并发症进行预防。此外，在透析时，适当进行运动锻炼有助于提高透析的充分性，而且运动也可以使全身血流加速，提高透析时溶质的清除。

　　但是，透析患者不能进行剧烈运动，要根据自己的身体状况来选择合适的运动。在透析结束后也不能马上进行运动，运动时还要注意保暖、适量补充水分等问题。透析患者要根据自己的实际情况，在专业医生的指导下科学运动，以提高机体抗病能力。

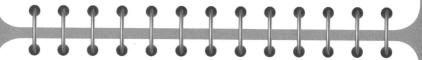

体重管理

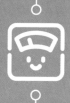

　　血液透析患者体重管理的目标，是通过容量管理达到最佳干体重，"干体重"也称为"目标体重"，是针对血液透析患者的特有名词，是透析脱水量的重要参照指标。最佳干体重的定义为：血液透析后可耐受的最低体重，此时患者仅有极轻微的低血容量或血容量过多的症状或体征。医生根据干体重来设定透析单元的超滤量，透析器的选择、透析的时长，实现高效的透析，避免透析间期血容量过多与透析时低血容量的发生。

　　透析患者根据干体重可以更好地控制摄水量，避免饮水过多导致水钠潴留，引起并发症。随着透析患者的病情变化、身体状况以及季节变化，干体重不是一成不变的，需要根据实际情况及时调整干体重。达到干体重时，透析患者体内水液达到平衡，自觉身体比较舒适。患者定期对自己的体重进行监测，也是评估干体重的重要环节。

目录

第四章　适当运动，调适心理

第五章　谨防悄悄到来的并发症

第六章　如何缓解透析中的不适

附录：部分常见食物成分表

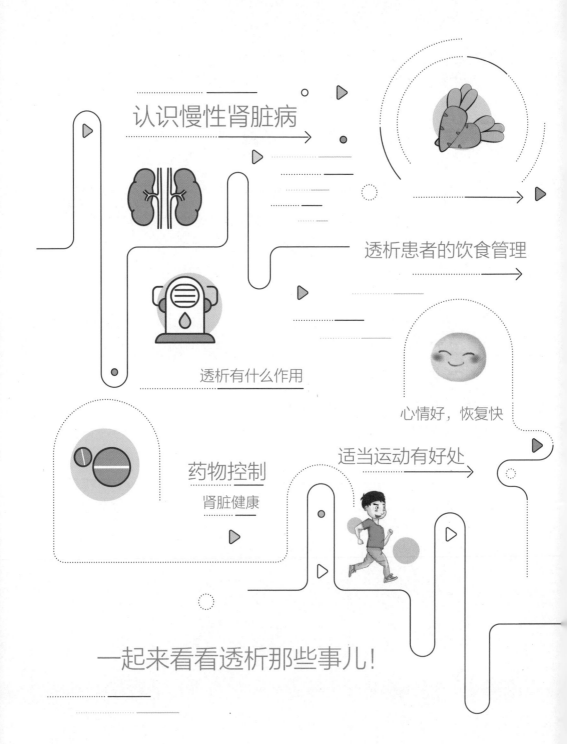

认识慢性肾脏病

透析患者的饮食管理

透析有什么作用

心情好，恢复快

药物控制

肾脏健康

适当运动有好处

一起来看看透析那些事儿！

第一章
透析是怎么回事儿

透析有什么作用？什么时候开始透析？血液透析和腹膜透析有什么区别……许许多多的问题困扰着刚开始透析的人。本章将带你认识肾脏，了解究竟什么是透析、为什么需要做透析……一起来看看关于透析的那些事儿。

认识肾脏

　　肾脏是人体主要的过滤器官，犹如体内的"垃圾处理站"或是"净化工厂"。一般来说，人的肾脏长10厘米左右，宽5厘米左右，厚3厘米左右，其重量仅占个人体重的0.5%左右。别看肾脏个头不大，却时刻不停地为人体工作，即使在睡眠时，其他器官的运行能力变慢了，肾脏也依旧维持着正常运转，堪称是我们身体里的"劳模"。

肾脏的结构

　　肾脏外侧隆起、内侧凹陷，位于人体腹膜后脊柱两旁浅窝中。人体有两个肾脏，红褐色，形似一对蚕豆，通常左肾比右肾大。

　　肾脏内部包括肾实质和肾盂两部分，肾实质又分为两层，外层为皮质，内层为髓质。肾脏一侧有一凹陷，叫作肾门，是肾静脉、肾动脉出入肾脏及输尿管与肾脏连接的部位。

　　肾脏是由肾单位构成的，每个肾单位包括肾小球、肾小囊和肾小管，血液流经肾脏通过肾小球过滤和肾小管重吸收，排出废物，维持内环境稳定。

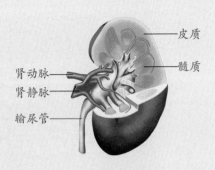

皮质
髓质
肾动脉
肾静脉
输尿管

肾脏的主要功能

人体的"清道夫"

·生成尿液，排泄出体内代谢废物和有毒物质，从而过滤和清洁血液。

·当肾功能受到损害，人体内的代谢废物不能及时排出体外，蓄积在体内，就会成为对人体有害的毒素。

身体的"平衡器"

·随着尿液的生成，排出体内的多余水分及代谢废物，从而调节体内电解质和酸碱平衡。

·当肾功能受到损害，机体内环境失去平衡，人就易出现水肿以及血钾和血磷升高的情况。

内分泌功能

·肾脏可以合成、调节和分泌激素，从而具有调节血压、刺激造血、调节钙磷代谢等作用。

·当肾功能受到损害，肾脏不能正常地发挥内分泌功能，人就易出现贫血、缺钙等情况。

了解慢性肾脏病

　　肾脏病包括急性和慢性。慢性肾脏病指各种原因引起的慢性肾脏损伤或肾小球滤过率（GFR）小于60ml/（min·1.73m^2）持续3个月以上，具有病程缓慢、发病率高、并发症多、知晓率低等特点。它不仅是对肾脏的损害，还可能会引发血压升高、恶心、呕吐、头晕、乏力等不适症状，对心血管系统、消化系统、神经系统等全身各系统产生不利影响，已经成为全球性的公共健康问题。

哪些情况可能导致慢性肾脏病

　　1.各种原发性肾脏病，包括原发性肾小球肾炎、肾小管间质病变等。

　　2.各种继发性肾脏病，即继发于全身各种疾病的肾脏病，包括糖尿病肾病、狼疮性肾炎、高血压肾小动脉硬化、紫癜性肾炎、痛风肾病等。

　　3.尿路梗阻性肾病，包括尿路结石、肾梗阻性疾病等。

　　4.遗传性肾病，比如多囊肾、遗传性肾炎等。

慢性肾脏病的临床表现有哪些

　　·内分泌及代谢紊乱，可引发继发性甲状旁腺功能亢进、胰岛素抵抗等。

　　·胃肠道症状，表现为腹胀、恶心、消化道出血等。

　　·心血管系统症状，表现为高血压、充血性心力衰竭、缺血性心脏病、外周血管病变等。

　　·矿物质代谢紊乱和骨病，由钙、磷、维生素 D、甲状旁腺激素代谢异常引起，表现为骨痛、骨折、骨变形等。

　　·血液系统症状，多有贫血、出血倾向、血栓形成等。

　　·神经系统症状，多有外周神经病变和自主神经病变，脑血管病、认知障碍、睡眠障碍临床较常见。

　　·呼吸系统症状，有肺水肿、胸膜炎、肺部感染等症状。

! **警惕"三高"等代谢疾病**

　　糖尿病、高血压、高血脂是慢性肾脏病的常见危险因素，容易引发慢性肾脏病，加快病情发展。除此之外，痛风、肥胖等也可导致慢性肾脏病的发生和发展，因此，对于"三高"等代谢疾病和痛风、肥胖等要警惕。

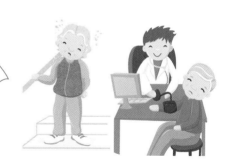

如何确定需要肾脏替代治疗

透析疗法是肾脏替代疗法的一种，用于急性肾损伤、慢性肾脏病终末期（尿毒症）和一些较为严重的疾病。透析是通过小分子物质经过半透膜弥散到透析液的原理，将小分子物质与生物大分子物质分开的一种分离纯化技术。透析疗法是使体液内的成分（溶质或水分）通过半透膜排出体外的治疗方法。

多数慢性肾脏病患者早期并没有明显典型的症状表现，需要经过一些专业的检查来判断是否患了慢性肾脏病，主要包括尿液检查、血液检查以及影像学检查等。

诊断检查

检查项目对照表

类型	项目	意义
尿液检查	微量白蛋白	微量白蛋白是糖尿病诱发肾小球微血管病变早期的客观指标之一，对糖尿病性肾病的早期诊断有重要意义
	24 小时尿蛋白	24 小时尿蛋白测定是通过收集 24 小时的全部尿液，来测定其中的蛋白质的含量，进而计算出 24 小时内的蛋白总量，是目前较准确的测定尿蛋白的方法，也是肾病患者不可缺少的检查之一
	尿蛋白肌酐比	尿蛋白与肌酐比值与 24 小时尿蛋白有可靠的相关性，它能够准确预测 24 小时尿蛋白排出量，具有快速、简便、精确等特点，是临床上理想的定性、定量诊断蛋白尿和随访的指标

（续表）

类型	项目		意义
血液检查	肾小球滤过率		肾小球滤过率是慢性肾脏病的分期指标
	血清肌酐		血清肌酐浓度可用于评估肾功能，肾功能下降，则血清肌酐水平上升
	尿素		尿素是氨基酸代谢的终产物之一，主要通过肾脏排泄，肾功能降低时，尿素排出受阻，血中尿素浓度会升高
	尿酸		尿酸是人体嘌呤代谢的终产物，肾功能减退时，血中尿酸浓度会上升，是诊断痛风和高尿酸血症的主要依据
	甲状旁腺激素		甲状旁腺激素测定是对甲状旁腺的检查，慢性肾功能衰竭容易继发甲状旁腺激素升高
	血清电解质	血钾	慢性肾脏病患者由于代谢异常，容易出现血中水、电解质、酸碱代谢紊乱，导致代谢性酸中毒、高钾血症、低钙血症、高磷血症等，检查血清电解质可用以筛查这些并发疾病
		血磷	
		血钙	
影像学检查	肾脏超声检查		对于肾脏大小、结构异常、结石、肿瘤等有指导意义
	肾动态显像及功能测定		可显示双肾位置、大小与功能性肾组织形态，也能对肾血流、功能及上尿路通畅性进行定性评估和定量测定，尤其在肾功能方面具有敏感性高、准确性好等特点

　　除此之外，还有一些其他的检查项目，比如甘油三酯、总胆固醇等，需要由专业医生综合多个指标进行判断。

**慢性肾衰竭
透析指征**

透析指征即透析开始的时机，一般根据疾病发展阶段、患者的临床表现、检查结果等多种因素综合考虑。要把握好透析的时机，适时透析，以免引起多种并发症，加重身体负担。

·**一般指征**

出现严重的心力衰竭、肺水肿、严重高血压，以及电解质、酸碱平衡异常难以控制，不易纠正的贫血，持续严重的胃肠功能异常，尿毒症胸膜炎或心包炎等尿毒症的临床表现，估算的肾小球滤过率下降至 15ml/（min·1.73m^2）时，就应该开始透析了。

·**早期透析指征**

肾衰竭进展迅速，全身症状明显恶化，有严重的消化道症状，不能进食，营养不良；并发周围神经病变；难治性高钾血症，代谢性酸中毒，高磷血症；难治性贫血，血细胞比容在 20% 以下。

糖尿病肾病，结缔组织病性肾病，妊娠、高龄及儿童患者，尽管估算的肾小球滤过率未达以上指标，也应开始透析治疗。

·**紧急透析指征**

药物不能控制的高血钾大于 6.5mmol/L；水钠潴留、少尿、无尿、高度水肿伴有心力衰竭肺水肿，高血压；代谢性酸中毒 pH 值小于 7.15；并发中枢神经系统症状如神志恍惚、嗜睡、昏迷、抽搐等；出血体质（出血时间延长）。

这时候就需要透析了

当慢性肾脏病发展到终末期，即尿毒症阶段，就需要进行肾脏替代治疗，即透析或肾脏移植。尿毒症不是一个独立的病，是一组临床综合征，为各种晚期肾脏病所共有。此时，肾脏的功能丧失，以患者体内水、电解质、酸碱代谢紊乱为常见表现。

慢性肾脏病的分期及防治重点

慢性肾脏病根据估算的肾小球滤过率（GFR）分为 5 期，如下表。

慢性肾脏病分期

GFR 单位：ml/（min·1.73m^2）

分期	GFR	描述	防治重点
G1	≥ 90	GFR 正常或增高	
G2	60~89	GFR 轻度下降	
G3a	45~59	GFR 轻至中度下降	·调整生活方式，加强体育锻炼 ·饮食控制 ·诊治原发病，防治并发症 ·遵医嘱谨慎用药
G3b	30~44	GFR 中至重度下降	
G4	15~29	GFR 重度下降	
G5	<15	肾衰竭	肾脏替代治疗（透析或肾移植）

透析的种类——血液透析

血液透析通过将患者体内的血液引流到体外血液透析机中，经一个由无数根空心纤维组成的透析器，血液与含机体浓度相似的电解质溶液（透析液）在一根根空心纤维内外通过弥散、超滤、吸附作用进行物质交换，清除体内的代谢废物、维持电解质和酸碱平衡，同时清除体内过多的水分，并将经过净化的血液回输到人体。

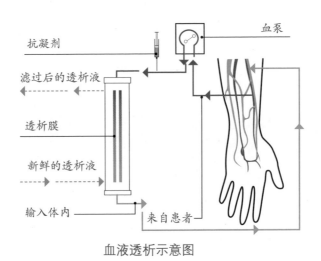

抗凝剂
血泵
滤过后的透析液
透析膜
新鲜的透析液
输入体内
来自患者

血液透析示意图

血液透析的血管通路

进行血液透析前需要建立一条与透析器相连的血管通路，才能顺利地进行透析。一条可靠的血管通路，不仅是血液透析的前提，更能有效提高透析质量，减少透析并发症的发生。

血管通路有哪些类型

按照使用寿命，血管通路分为临时性和长期性两大类。临时性血管通路主要在股静脉和颈内静脉放置临时管。长期性血管通路主要包括自体动静脉内瘘、移植物动静脉内瘘和半永久性留置导管，具体内容见下表。

三类常见的血管通路对照表

	自体动静脉内瘘 （★推荐）	移植物动静脉内瘘	半永久性留置导管 （中心静脉留置导管）
建立时机	预计1年内需要血液透析治疗时建立	开始透析前3~6周建立	透析前置入
优缺点	优点：寿命长，并发症少，相对安全 缺点：需要一定的血管条件，内瘘成熟至少需要1个月，肢体功能障碍，有心衰的可能	优点：穿刺容易，血流量大，感染较少 缺点：容易凝血，内瘘易堵塞	优点：快速放置和移除，能够立即透析 缺点：使用时间短，可能会损伤中央静脉，感染、血栓多
适用范围	主要适用于慢性肾功能衰竭需要长时间血液透析治疗的患者	适用于糖尿病、肥胖、多次内瘘手术失败及各种外周血管条件差的患者	适用于肢体血管条件差，不能建立自体动静脉内瘘者；心功能较差不能耐受动静脉内瘘分流者；病情较重，预期生命有限者
日常管理	1.定期去医院复查，观察局部是否有红肿、疼痛、渗出等感染表现，及时就医，规律换药 2.保护内瘘侧，内瘘侧肢体不能受压，不能提重物，也不能做剧烈运动 3.避免在同一个部位多次穿刺，避免血管的损伤，做完透析之后对穿刺点进行轻度压迫后及时解除，避免血栓形成 4.平时锻炼内瘘侧肢体，可对穿刺部位周围湿热敷配合涂抹喜辽妥乳膏并进行按摩		1.注意卫生，尤其是导管部位要保持清洁干燥，避免导管沾湿污染 2.平时要当心，注意观察导管是否滑出，是否出现红、肿、热、痛；避免不小心意外拔出导管

血液透析禁忌证

　　有以下情况者，不宜选择血液透析：休克或低血压（收缩压低于80mmHg）；严重心肌病变导致的肺水肿、心力衰竭；严重心律失常；严重出血倾向或脑出血；晚期恶性肿瘤；极度衰竭患者；患有精神疾病不能配合者。

透析的种类——腹膜透析

　　腹膜透析是利用患者自身的腹膜作为半渗透膜，通过重力作用将配制好的透析液规律、定时经导管灌入患者的腹膜腔，利用腹膜两侧存在溶质的浓度梯度差，高浓度一侧的小分子溶质向低浓度一侧移动（弥散）；水分则从低渗一侧向高渗一侧移动及中大分子随着水的移动而移动（对流）。通过腹腔透析液不断更换，以达到清除体内代谢产物、毒性物质及纠正水、电解质平衡紊乱的目的。

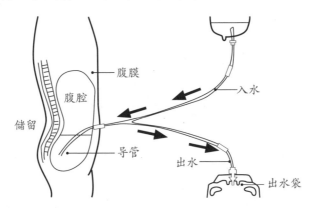

腹膜透析示意图

腹膜透析的种类

　　腹膜透析分类有持续性不卧床腹膜透析（CAPD）、间断腹膜透析、自动化腹膜透析（APD）等，下面介绍一下常用的持续性不卧床腹膜透析（CAPD）和自动化腹膜透析（APD），如下表。

两类腹膜透析对照表

	持续性不卧床腹膜透析（CAPD）	自动化腹膜透析（APD）
内容	是指每天持续24小时的腹膜透析	是指利用腹膜透析机来进行腹膜透析的各种透析形式,包括持续循环腹膜透析、夜间间歇性腹膜透析和潮式腹膜透析
优点	能够提供持续性的治疗，内环境稳定，能更好地维持患者的生理状态平稳；简单易行，不需特殊的仪器设备，费用较低	操作自动化，对患者生活影响较小
缺点	需要人工更换透析液，一天内多次更换透析液，操作比较频繁，给患者生活带来不便	费用较高，经济压力较大

腹膜透析日常管理

1. 注意个人卫生，保持良好的个人卫生习惯。洗澡前保护好导管出口处，保持透析袋、透析管干燥。洗澡时建议淋浴，盆浴洗澡时水宜浅，导管出口处不要没入水里。洗完澡对导管出口处进行消毒。

2. 将透析液的温度加热到与体温接近，避免透析液过冷或过热。

3. 透析的房间环境要保持清洁卫生，避免过于干燥或潮湿，保持通风洁净，每天进行 2 次紫外线灯管的照射，每次要 30 分钟以上，操作时加强无菌观念，做好保护性隔离，以防止交叉感染。

4. 做好日常监测，每日应测体重、脉搏，并注意观察症状，比如是否存在恶心、呕吐、乏力、胸闷、水肿等。

5. 记录每日进出液情况，观察透出液的颜色和澄清度，注意有无沉淀物、纤维块、血块以及是否出现异常的颜色。

6. 做好透析管出口的护理工作，保持出口清洁干燥，如有潮湿，立即更换。平时注意观察透析管出口处有无渗血、漏液、红肿等。

7. 注意日常饮食和运动，根据天气变化添减衣物，防止感冒；减少到人多的公共场所活动，防止感染传染病。

腹膜透析禁忌证

　　有以下情况者，不宜选择腹膜透析：各种原因引起的腹膜有效面积低于正常的 50%；腹壁感染者；腹腔、盆腔感染或肠造瘘术后有腹部引流者；慢性阻塞性肺病、呼吸功能不全者；中、晚期妊娠或腹内有巨大肿瘤者；严重腹部皮肤感染者；精神病患者；各种腹部疝未经修补者。

血液透析还是腹膜透析，如何选择

前面介绍了两种透析的方式——血液透析和腹膜透析，具体该选择哪种呢？一起来看看两种透析方式的特点吧！

血液透析

·优点
1.由专业的医护人员操作，能及时跟医生进行沟通，如果出问题也能够第一时间得到解决。
2.透析更充分，清除毒素效率高。

·缺点
1.存在传播血液性传染病的风险。
2.不方便，每周固定往返于医院，花费大量时间。
3.对心脏负担重。
4.残余肾功能丧失，透析一段时间后会出现无尿情况。

·适用人群
适合心功能、血管条件较好的人。

腹膜透析

·优点
1.在家就可以完成，对日常工作和生活影响小。
2.保护残余肾功能。
3.心功能稳定。
4.透析较缓和。

·缺点
1.条件严格，家中需有独立的房间用于透析，定期消毒。
2.要求患者本人及家人学会操作，还要有较强的无菌观念。
3.个别情况透析不充分。
4.容易引起腹部感染，导致腹膜炎。

·适用人群
适合体弱的小孩和老人，以及有心血管疾病、糖尿病肾病或血管条件不好的人。

总之，血液透析和腹膜透析并不是对立的，要根据专业医生建议，结合自己的身体状况、经济条件等，选择适合的透析方式。

诱导透析期如何适应

什么是诱导透析期

　　慢性肾脏病终末期由保守疗法向稳定的维持性透析过渡的一段时期称为"诱导透析期"。此时机体还不适应透析时的体液电解质、酸碱平衡及尿毒症毒素等发生的突然变化，容易出现各种透析并发症，为了减少并发症的出现，要进行诱导透析。

　　诱导透析需要注意以下几点，即血流量要小，透析时间短，超滤量少，透析频度要高。这样做是为了最大限度地减少渗透压差对血流动力学的影响，避免透析失衡综合征的发生，比如恶心、呕吐、头痛、血压升高、抽搐、昏迷等。

透析诱导期的
适应重点

饮食管理
适当增加优质蛋白质的补充，比如牛奶、鱼类等。限制钾的摄入，谨防高钾血症。限制磷的摄入，谨防高磷血症。限制盐和水分的摄入，避免水钠潴留，引起血压升高。

病情监测
各类药物遵医嘱服用，每日测量并记录血压情况，称量体重，如果透析前或透析中出现任何不适，应及时向医护人员反映。

保护血管通路
局部保持清洁、干燥，避免通路感染，平时动作不宜过大，守护好这条"生命线"。

做好心理准备
对于透析，要做好充分的心理准备，不要悲观，要对战胜疾病有信心，可以通过多种渠道来了解疾病的相关信息，多和医护人员沟通，不要恐慌。

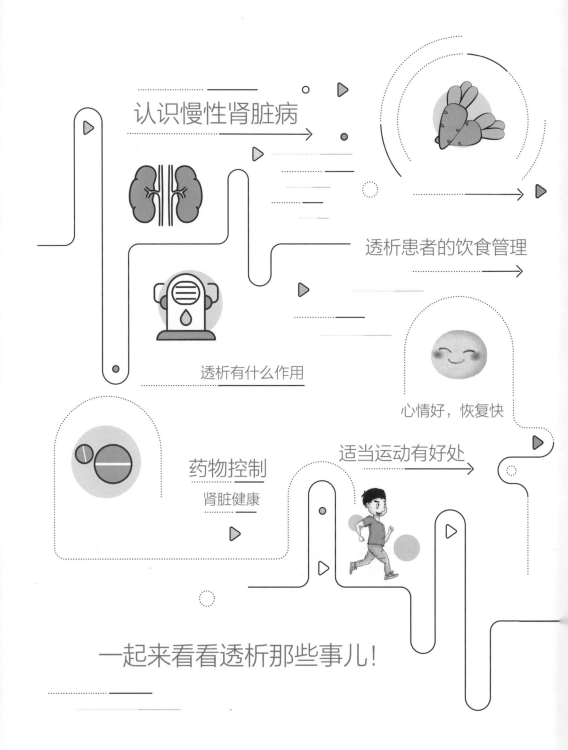

认识慢性肾脏病

透析患者的饮食管理

透析有什么作用

心情好，恢复快

药物控制

肾脏健康

适当运动有好处

一起来看看透析那些事儿！

第二章
药物控制离不了

通过透析能够将血液中的毒素排出体外很多，但仍有部分毒素不能完全排出。随着透析的不断进行，可能会出现一些并发症。因此，需要配合药物治疗，来避免或减少给身体带来的危害。

改善贫血药物

贫血是慢性肾脏病患者的一个常见并发症，一般来说，发展到中度肾衰竭时即可出现贫血，且会随着肾功能的进一步恶化而加重。红细胞生成减少是患者贫血的主要原因，此时食疗补血解决不了根本问题，需要在专业医生指导下合理使用相关药物来纠正贫血。

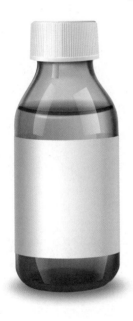

常用改善贫血药物类型

- **促红细胞生成素**：对改善肾性贫血有较好的效果。慢性肾衰竭患者出现贫血时需要考虑是否为促红细胞生成素分泌不够导致。初次使用可先小剂量使用，观察有无不良反应。促红细胞生成素常见的不良反应有高血压、脑出血、血栓等，在用药期间要注意观察。

- **静脉铁剂**：主要有蔗糖铁、低分子右旋糖酐铁、羧基麦芽糖铁、异麦芽糖酐铁、葡萄糖醛酸铁、纳米氧化铁、山梨醇铁等。静脉铁剂有过敏、感染等风险，第一次使用静脉铁剂需要注意观察是否有不良反应，如有不良反应需及时与医护人员联系。

- **口服铁剂**：常用的口服铁剂有硫酸亚铁、枸橼酸铁铵、富马酸亚铁等。口服铁剂常见的不良反应有恶心、呕吐、腹泻、腹痛等，还可能会引起便秘。

- **缺氧诱导转录因子**：常用药物为罗沙司他等，不良反应少。

静脉铁剂使用注意事项

静脉铁剂补铁在临床中应用十分广泛，但是并不是所有人都适合这种方式，存在以下情况的人不适合使用静脉铁剂：①肝功能不全者补充铁剂要充分评估风险，以免损伤肝脏。②存在急、慢性感染的患者，禁用静脉铁剂，因为静脉铁剂可能会增加感染的风险。③存在多种药物过敏史、特应性过敏史、全身炎症性疾病的患者，使用静脉铁剂时应格外谨慎。④体内铁负荷过多者，禁用静脉铁剂。⑤静脉铁剂不能与口服铁剂同时使用，应静脉用药5天后方可使用口服铁剂。

活性维生素 D 及其类似物

人体产生的维生素D，必须由肝脏与肾脏活化为活性维生素D才能发挥作用。可如果肾功能受损了，维生素D就不能活化，于是活性维生素D缺乏，导致钙吸收减少而排泄过多，就可能出现缺钙、骨质疏松、骨痛等。除了缺钙外，还可能出现高磷血症、继发性甲状旁腺功能亢进，引起皮肤瘙痒、皮肤破溃、动脉硬化等。

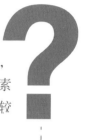

什么是活性维生素 D

活性维生素 D 是固醇类衍生物，是以普通维生素 D 为原料，经过肝脏、肾脏代谢合成的不同形式的羟化代谢物。活性维生素 D 不仅为骨发育、维护和修复所必需，还有多种骨外功能，比较常用的有骨化三醇、阿法骨化醇等。

常用的活性维生素 D

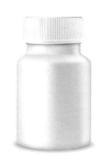

- **骨化三醇：**能促进肠道钙的吸收；促使骨的吸收，使血中钙、磷转移入血液循环；促进肾脏对钙和磷的吸收，使血钙、血磷浓度提高，需定期监测血钙、尿钙水平。口服后由小肠迅速吸收，不需代谢活化，部分由肾脏降解。

- **阿法骨化醇：**是骨化三醇类似物，可增加小肠和肾小管对钙的重吸收，抑制甲状旁腺增生，减少甲状旁腺激素合成与释放；抑制骨吸收，调节肌肉钙代谢，增强肌力，增加神经肌肉协调性，减少跌倒倾向。阿法骨化醇需要进一步活化为骨化三醇发挥作用，起效较慢，但作用时间相对较长。

- **新型活性维生素 D 类似物——帕立骨化醇：**能有效减少维生素 D 治疗产生的高钙血症和高磷血症。

活性维生素 D 使用要规范

使用活性维生素 D 之前，需要检查甲状旁腺激素、血钙和血磷水平。使用活性维生素 D 会使血钙、血磷水平升高，甲状旁腺激素水平降低，在使用过程中要严密监测甲状旁腺激素、血钙和血磷水平。使用活性维生素 D 要严格遵医嘱，不可过量使用。另外，阿法骨化醇需要经过肝脏进一步活化，因此肝功能不好的人要慎用大剂量冲击疗法。

拟钙剂——西那卡塞

慢性肾脏病患者随着肾功能的减退，容易出现钙、磷、活性维生素D的代谢紊乱，进而会刺激甲状旁腺激素分泌，引起甲状旁腺激素水平升高，导致继发性甲状旁腺功能亢进。西那卡塞是拟钙剂，常用于治疗此类病症。

西那卡塞的治疗作用

发生继发性甲状旁腺功能亢进的透析患者使用西那卡塞之后，血中钙、磷及甲状旁腺激素水平明显下降。

- 西那卡塞作为钙敏感受体激动剂，能够增加甲状旁腺对钙的敏感度，抑制甲状旁腺激素分泌，减轻甲状旁腺增生，使患者避免承受甲状旁腺切除术带来的痛苦和风险，也被称为"化学性切除甲状旁腺"。
- 西那卡塞能够降低血钙水平，有效改善血管钙化和动脉粥样硬化，降低慢性肾脏病导致心血管疾病的发生率和死亡率。
- 西那卡塞通过降低甲状旁腺激素水平，能够改善慢性肾脏病导致的骨代谢异常，有助于改善运动障碍、骨痛等肾性骨病的症状。

西那卡塞不良反应

西那卡塞常见的不良反应为恶心、呕吐、腹泻等胃肠道不适症状，还有高血压、眩晕、无力等不良反应，过量使用西那卡塞还可能会导致低钙血症，表现为抽筋、肌痛等。

对此药过敏的患者禁用；哺乳期的女性使用西那卡塞应停止哺乳，以免影响宝宝发育。

注意事项

西那卡塞一般口服用药，整片吞服，不可掰开服用，建议与食物同服或饭后短时间内服用。

肠道磷结合剂

　　磷是人体所需要的重要元素，吸收磷的场所是小肠，而肾脏是磷排泄的主要器官。慢性肾脏病患者肾功能低下，使得肾脏排泄磷的能力减弱，磷的代谢减少，就会导致高磷血症。长期高磷血症又会导致甲状旁腺功能亢进、低钙血症、肾性骨病等。选择合适的降磷药物对于高磷血症的治疗十分重要。

肠道磷结合剂的种类

　　磷结合剂主要分为两类，即含钙的磷结合剂和不含钙的磷结合剂。

- 含钙的磷结合剂是传统的磷结合剂，常用的主要有碳酸钙和醋酸钙。在使用含钙磷结合剂时，需要密切监测血钙水平。

碳酸钙：存在潜在的高钙血症相关风险，包括骨外钙化、PTH抑制；存在消化道不良反应。

醋酸钙：有效的磷结合剂，相比碳酸钙有增强磷酸盐结合的潜力，减少钙的吸收；不良反应同碳酸钙。

- 不含钙的磷结合剂是一种新型的磷结合剂，常用的主要有碳酸镧和司维拉姆。

碳酸镧：能够有效降磷，需要咀嚼后服用，不可整片吞服。常伴有恶心、呕吐等胃肠道不良反应以及头痛、皮肤过敏等症状，长期服用还会出现镧蓄积的情况。

司维拉姆：无全身性吸收，安全性高，能显著降低血磷水平，明显延缓透析患者血管钙化，减少心脑血管事件的发生。对此药过敏以及低磷血症患者和肠梗阻患者禁用。

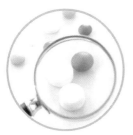

磷结合剂的选择

　　当血钙浓度小于2.5mmol/L，可使用含钙的磷结合剂。

　　当血钙浓度大于2.5mmol/L，建议使用不含钙的磷结合剂。

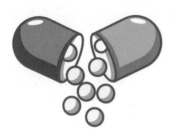

能量合剂

　　所有的生命活动都需要能量的支持，日常的活动同样也需要消耗能量。尿毒症患者由于毒素的聚积引起摄入减少、代谢性酸中毒、细胞能量代谢异常等会导致能量不足，再加上透析时将体内毒素排出的同时，营养物质也被排出，能量消耗高，也容易导致能量不足，因此需要通过药物来补充能量。

费瑞卡

　　费瑞卡是透析患者补充能量的理想选择，具备透析患者补充能量食物的所有特点：高能量、低水分、无磷、无钾、无蛋白。费瑞卡是高能营养补充剂，在补充能量的同时还可以改善脂代谢异常。费瑞卡服用一次剂量最多仅为 40ml，可提供 200kcal 的能量，不影响食欲和总能量的摄入，低容量可避免水潴留的发生。费瑞卡中不含磷和钾，所以不会引起透析患者摄入过多的钾或磷，不会引起高钾血症或高磷血症。费瑞卡中无蛋白，不会增加肾功能负担，也不影响饮食中优质蛋白的摄入计算。

　　服用方法：开盖直接服用，30~40ml/ 次，3 次 / 日，餐后 1 小时内服用。建议患者由 20~30ml/ 次逐渐增量到 40ml/ 次，提高可耐受度。也可将该能量补充剂与食物混合使用，加入蔬菜、水果沙拉中，或涂抹在面包上，或加到早餐粥中，或加入牛奶中均可。

　　保存方法：费瑞卡中不含有任何防腐添加剂，所以开瓶后应立即食用。开瓶后，室温下可储存 24 小时，冰箱冷藏可储存 14 天。未开瓶以瓶身上的保质期为准。

复方 α- 酮酸

　　复方 α- 酮酸是透析患者常用的补充必需氨基酸、改善营养状态的药物。对于一些透析患者，单纯口服复方 α- 酮酸并不能改善营养状态，其主要原因是热量摄入不足。透析患者能量供给不足时，摄入的蛋白质可通过糖异生途径提供能量，同时机体组织中的氨基酸也补充消耗，加重氮质血症，组织蛋白合成只在有足够能量供给时才能顺利进行。对这样的透析患者，推荐复方 α- 酮酸和费瑞卡联合口服，费瑞卡可提供充足的热能，保证复方 α- 酮酸供给必需氨基酸，提高蛋白质的利用率，改善营养状况。但需要注意复方 α- 酮酸每片含钙 50mg，高钙患者应该注意避免服用。

降压药

透析患者常因为透析不充分导致水钠潴留，还因透析使肾上腺皮质激素分泌过多等因素，易导致并发血压升高，所以必要时需要服用降压药来控制血压。

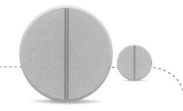

常用的降血压药物

·**钙通道阻滞剂：**常用的有硝苯地平、苯磺酸氨氯地平、拉西地平、左旋氨氯地平等。此类药物有抗动脉粥样硬化的作用，适合伴有心、脑、肾损害的患者。

·**血管紧张素转换酶抑制剂：**常用的有卡托普利、依那普利、贝那普利以及福辛普利等。此类药物有器官保护作用，适合有心脏功能减退或者糖尿病肾病患者。宜空腹服用。长期服用会导致血钾升高，应定期对血钾水平进行监测。

·**血管紧张素 II 受体拮抗剂：**常用的有氯沙坦、厄贝沙坦、缬沙坦以及替米沙坦等。适用于肾脏损害所致的继发性高血压。安全性高，不良反应较小。

·**β 受体阻滞剂：**常用的药物有美托洛尔、比索洛尔等。此类药物有助于减慢心率，适合心率较快的患者。应从小剂量开始服用，避免突然停药或变更剂量。

·**α 受体阻滞剂：**常用药物为特拉唑嗪，临床中注意避免体位性低血压的发生。

·**α、β 受体阻滞剂：**常用药物为卡维地洛、阿罗洛尔，注意避免突然停药。

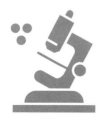

服用降压药注意事项

服用降压药要谨遵医嘱、按时定量、坚持服用。不能自行随意停药或加减服用剂量，也不能随意更换药物，切忌按"自觉需要"吃药。

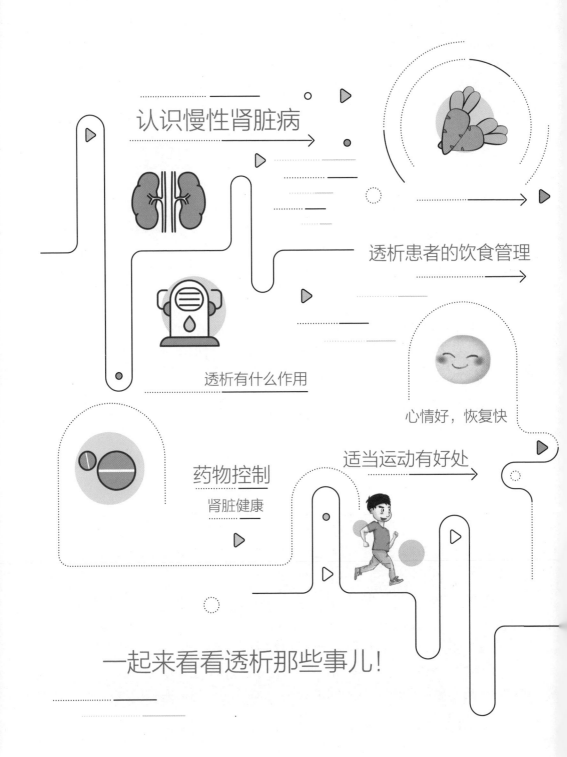

认识慢性肾脏病

透析患者的饮食管理

透析有什么作用

心情好，恢复快

药物控制

肾脏健康

适当运动有好处

一起来看看透析那些事儿！

第三章
注意饮食是关键

对透析患者来说，饮食限制较为严格。透析开始以后，要限制水、钠、钾、磷等的摄入，而日常饮食中几乎都含有这些成分。因而，透析患者能吃什么、该怎么吃就显得尤为重要。本章介绍了透析患者应遵循的饮食原则，为透析患者提供详细的饮食指导。

认识干体重

干体重也称"目标体重"，指体内水分在正常平衡条件下的体重，即表示患者体内既没有多余的水分，也没有过度脱水时的体重，是血液透析后希望达到的最佳体重。

干体重是医护人员确定血液透析患者超滤量、选择透析器和确定透析时长的依据。因此，应记住自己的干体重，并在每次透析前将干体重报给医护人员。如果不了解自己的干体重，就不能很好地控制进水量，会给治疗带来困难。

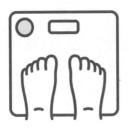

干体重过低

即过度脱水，也就是透析后体重低于干体重，体内水分过少，这时会出现全身乏力、肌肉抽搐、恶心、呕吐、血压低等状况，不仅阻碍透析的进行，影响透析的充分性，还不利于残存肾功能的保护。

干体重过高

即脱水不完全，也就是透析后体重高于干体重，体内水分过多，这时会出现水肿、气喘、憋闷、高血压等情况，甚至发生急性心力衰竭。

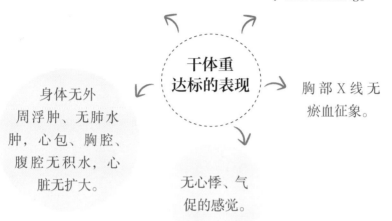

无肌肉痉挛、恶心、呕吐、出汗等情况。

透析前血压得到有效控制，即患者年龄在 60 岁以上，血压不高于 160/90mmHg；患者年龄在 60 岁及以下，血压不高于 140/90mmHg。

干体重达标的表现

身体无外周浮肿、无肺水肿，心包、胸腔、腹腔无积水，心脏无扩大。

胸部 X 线无瘀血征象。

无心悸、气促的感觉。

评估干体重

确定好透析患者的干体重，才能更好地治疗，有效减少透析中的不良反应。

一般来说，间隔 1 天透析时，体重增长不超过干体重的 3%；间隔 2 天透析时，体重增长不超过干体重的 5%。

有特殊情况者，还需要遵医嘱调整体重增长范围，比如体重轻的人、高龄者，且存在心脏功能不好的情况下，体重变化应控制在更小的范围。

如何控制干体重

干体重不是一成不变的，会随着身体、精神状况以及季节变化等有所改变，这就要求透析患者要做到定时称体重，及时了解体重变化情况。可以准备一个体重记录本，或者在手机上下载体重管理软件，以便清楚地记录自己的体重变化情况。

干体重的控制不仅需要医护人员的管理，更需要透析患者自身积极配合，关注体重变化，及时调整饮食。接下来，我们就来看一看透析患者需要遵循的饮食原则有哪些。

透析患者的饮食原则

严格限制水分摄入

　　对于透析患者来说，水平衡是指其液体摄入量与清除量保持平衡。当液体超负荷时，可导致心脏负担加重，严重时可发生心力衰竭；当过度脱水或利尿时，可导致血容量不足，血压下降，组织器官灌注不足而缺血。控制水分是一场"持久战"，重视水平衡的管理非常重要。

量出为入，适当饮水

　　尿量较多的透析患者：一部分尿毒症患者在接受了血液透析治疗后，尿量仍然很多，甚至和正常人无任何差别。但是，由于这些人的肾脏代偿功能受损，不能如正常人一样根据每天饮水量的不同做出尿量的调整，所以也需要限制饮水。其原则是量出为入，即根据每日水分排出量来决定每日水分摄入量，以此保证摄入和排泄的平衡。这样，在透析时主要是排出体内代谢产物和毒素，对水分可以少清除甚至不清除，从而最大程度地减少肾脏缺血，保护残存的肾脏功能。

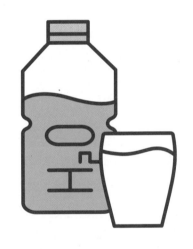

　　完全无尿的透析患者：透析一段时间后，透析患者尿量可能会减少，甚至最后出现无尿的情况，即每日尿量少于100ml，这时一定要严格限制透析患者的水分摄入量，在满足机体基本需要的情况下，每日水分摄入量越少越好。如果水分摄入量超过身体负荷，不仅会引起水肿，还有可能引起心力衰竭。

　　透析患者应养成每日测量体重的习惯，也可以通过测定水分排出量，再估算水分摄入量，即我们通常说的记录24小时出入量（包括大便、尿量、大致的排汗和透析除水量）。每周透析次数不一样，水的摄入量也是不一样的，可以参考下表。

透析频次与水分摄入量推荐表

透析次数 / 周	全天水分摄入量
3 次	前一天尿量 +500ml
2 次	前一天尿量 +300ml
1 次	前一天尿量 +100ml

注意"隐藏"起来的水分

对于透析患者来说，饮水量不仅指单纯喝的水，还要注意那些容易被忽略的"隐藏"起来的水分，比如服药时饮用的水分、从食物中摄取的水分等。粥、汤面等含有水分，水果中含有水分……我们每天入口的食物都是含有水分的，这些都要被计算在每日的水分摄入量内。

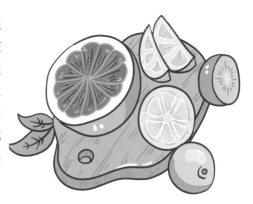

限水小技巧

· 使用带刻度的水杯饮水，以便于计算每日饮水量。

· 小口饮水，可以使用吸管饮水，避免一次性大量摄入水分。

· 饮食宜清淡，忌高盐、高糖饮食，少饮或不饮咖啡、浓茶、碳酸饮料。

· 喝热水，少喝冷水，热水比冷水解渴。

· 喝水时可以加入薄荷叶、柠檬片等，缓解口渴的感觉。

· 可将部分水结成冰块，口渴时含在口中。

· 少吃含水量高的食物，比如各种汤、粥。

控制食盐量

食盐虽是我们生活中常见的调味品，但食盐的作用不仅仅是调味，还对人体有重要的作用。食盐的主要成分是氯化钠，控制食盐其实就是控制钠的摄入。

虽然钠元素对神经肌肉的功能有重要作用，可以帮助维持人体的水、电解质和酸碱平衡等。但是，俗话说"过犹不及"，钠摄入过多，对人体有较大的危害，最典型的就是高血压，长期高血压会导致心脑血管疾病。此外，钠摄入过多也会增加肾脏的负担。

对于已患有慢性肾脏病的人来说，钠摄入过量会造成水钠潴留，导致出现水肿、高血压、心力衰竭等，使病情加重，因此要控制食盐的摄入量。

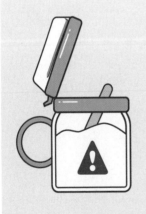

减少摄入盐分

世界卫生组织建议一般每人每天食盐摄入量以 6~8g 为宜，我国居民膳食指南提倡每人每天食盐摄入量为 5g。对于患有心脑血管疾病以及慢性疾病，如慢性肾脏病的人，每天摄入的食盐量应该更少，建议 2~3g 为宜。

注意"隐藏"起来的盐分

日常生活中食盐摄入很容易超标，因为全天食盐摄入量指的不仅是做菜时加入的食盐，还包括从各种食物中摄入的盐分。

生活中要控制各种含盐量高的食物的摄入量，比如各种酱菜、腌制食品、腊肉、果干、蜜饯，还有饼干、薯片等含盐量高的零食等。要学会看食品配料表，谨慎控制食盐摄入量。

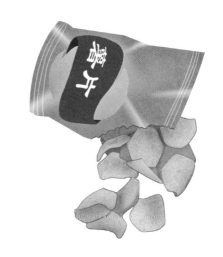

限盐小技巧

· 多吃新鲜的食物，少吃加工类食品，加工类食品多含有较多的钠盐，要注意看配料表，以免钠盐摄入超标。

· 一些调味品要少用，比如酱油、鸡精、味精等都含有钠盐。

· 利用一些本身就有强烈食材的味道调味，比如可以用新鲜的葱、姜、蒜来调味，味道更鲜美。

· 使用限盐勺来控制食盐的摄入量。

· 食物烹饪方式选择更加健康的清蒸、焯水、炖煮等方式。

· 如果饭菜含盐较多，可以准备一碗清水，将饭菜用清水涮过之后再食用。

· 盐尽量不要烹饪到菜品里面，可以出锅时撒在菜品表面，这样可以减少使用量。

补充足够的能量

人体的一切生命活动都需要能量来维持，能量是人体维持新陈代谢、生长发育、从事体力活动等生命活动的基础。

能量主要由碳水化合物、蛋白质、脂肪提供，它们在体内氧化可释放能量，这些物质主要从食物中摄取。

患有慢性肾脏病且需要透析的人，更要注重能量物质的摄取。随着透析的进行，在体内毒素物质被清除的同时，很多营养物质也随着透析液被清除出体外，如果不及时进行合理的能量物质补充，就会造成营养不良，导致肾性骨病等一系列并发症。摄入充足的能量是改善营养状态的前提。

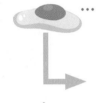

优质蛋白质

蛋白质是人体细胞、组织的重要组成部分，是生命的物质基础，是生命活动的主要承担者，可以说没有蛋白质就没有生命。蛋白质不仅为人体提供能量，更是人体组织修复和更新的主要原料，蛋白质还可产生抗体，有免疫的功能，帮助维持体内酸碱平衡。

但是对于患有慢性肾脏病的患者来说，蛋白质的摄入需要有所限制。这是因为蛋白质分解的产物尿素需经过肾脏从尿中排出，慢性肾脏病患者肾脏功能受损，尿素等废物在体内堆积，由此易导致一系列不良反应，同时造成残留肾脏功能的进一步恶化。所以，慢性肾脏病患者需要限制蛋白质摄入。

通常建议慢性肾脏病患者遵循优质低蛋白饮的饮食原则，有两个重点，即优质蛋白和低蛋白。

优质蛋白质，又称"完全蛋白质"或"高生物价值蛋白质"，其所含必需氨基酸种类齐全、数量足，比例适宜，即其氨基酸模式接近人体组织蛋白质。优质蛋白质主要是以动物性蛋白为主，比如鸡肉、鸭肉、鱼肉、牛肉、蛋类等。

"好"脂肪

很多人提起脂肪就觉得不好，日常生活中也总是充斥着"减脂""低脂"等字眼，仿佛脂肪就一定是对人体不好的。其实不然，脂肪作为人体重要的供能物质，是日常饮食必不可少的部分。

患有慢性肾脏病的人，需要区别"好"脂肪或"坏"脂肪。要限制反式脂肪酸和饱和脂肪酸的摄入，比如起酥油、植脂末、动物油脂等；可适量增加不饱和脂肪酸的摄入，不饱和脂肪酸包括单不饱和脂肪酸和多不饱和脂肪酸，比如橄榄油、菜子油、玉米油含单不饱和脂肪酸多，葵花子油、大豆油等含多不饱和脂肪酸多。

适量碳水化合物

碳水化合物，也就是糖类，是人体主要的供能物质，占人体供能的大部分。碳水化合物还是生命细胞结构的主要成分，有调节细胞活性的重要功能。

患有慢性肾脏病的人，需要在保证日常能量提供的前提下适量摄入碳水化合物。碳水化合物主要有单糖、双糖、多糖和纤维素等，以多糖的摄入为主，需要限制单糖以及双糖的摄入。单糖和双糖的主要来源有蔗糖、糖果、蜂蜜、甜味水果、各种甜食等。多糖主要包括淀粉、各种糊精等。

能量摄入技巧

· 当进食量减少时，可适当增加一些植物油以增加热能，满足身体基本需要。

· 尽量食用含热量高而蛋白质相对低的食物，如土豆、红薯、山药、芋头、藕、荸荠、南瓜、粉丝、藕粉、菱角粉等。

· 不可以将馒头、米饭吃到饱，避免植物蛋白摄入过多，可以用低蛋白淀粉补充，如小麦淀粉、玉米淀粉、土豆淀粉、红薯淀粉等。

控制钾含量

钾是生命所必需的矿物质，是机体必不可少的元素。人体的血钾浓度为3.5~5.0mmol/L。钾参与糖和蛋白质代谢，维持酸碱平衡，保障神经肌肉的应激性，维持心肌的功能。

人体摄入的钾大部分要靠肾脏排泄，但透析患者肾功能受损，调节钾的能力明显降低。肾功能衰竭处于少尿期和无尿期时，肾脏排钾量减少，使得大量钾在体内堆积，从而引起高钾血症，其主要症状是全身乏力和心律失常。高钾血症是肾病的常见并发症之一，尤其是正在接受透析的尿毒症患者，持续性高钾血症可引发一系列问题，不仅反过来伤害肾脏，而且也会损害心脏，甚至诱发心脏骤停。因此，透析患者在生活中要控制钾的摄入。

从饮食入手控制钾的摄入

·严格控制钾摄入量，每日摄入无尿患者小于2g，尿量大于1500ml/天的患者可以适当放宽，注意预防高钾血症。

·根茎类植物含钾高，透析患者要注意。

·颜色越深的蔬菜含钾量越高，食用时最好去除部分钾后再食用。

·即使是含钾量低的食物，如果一次性进食过量，同样可以引起高钾血症，要注意避免。

控钾小技巧

·少吃或不吃高钾食物，适当吃低钾食物。

·浸泡去钾，主要适用于蔬菜。

·冷冻去钾，主要适用于水果。

·水煮去钾，蔬菜类、主食类、肉类食物都可以水煮去钾。

·忌食一些特制调味品，比如低钠盐、低钠酱油等。

·少吃果干、蔬菜干等风干的食品，一般风干的食品含钾量都高于新鲜的食物。

·常备降钾药物，必要时及时服用。

控制磷含量

磷是一种微量元素，人体虽然所需要的含量不多，但是却非常重要。正常人体内含磷600~700g。磷存在于人体所有细胞中，是维持骨骼和牙齿的必要物质，几乎参与所有生理上的化学反应。血浆中的磷包括有机磷或磷脂形式和无机磷，临床测定的血磷值通常指无机磷部分。

磷的吸收场所是小肠，通过肾脏进行排泄，慢性肾脏病患者肾功能受损，代谢磷的能力大大下降，即使进行血液透析，次数也有限，腹膜透析清除磷的能力也有限，每天摄入的食物中几乎都含有磷，很容易使得血磷积聚在体内，长此以往可导致高磷血症。高磷血症会带来一系列连锁反应，比如导致低血钙、继发性甲状旁腺功能亢进等，因此透析患者在日常饮食中限磷十分有必要。

从饮食入手控制磷的摄入

· 几乎所有的食物都含有磷，每日摄入磷的含量应控制在 600~1000mg，合并高磷血症的患者应控制在 800mg 以下。

· 营养学上把磷蛋白比值作为判断食物含磷量的一个重要指标，即以食物中磷的含量除以蛋白质的含量，得出一个比值，就是磷蛋白比。对于透析患者，摄入的食物以磷蛋白比低为好。

· 要控制磷的摄入，需要限制摄入含磷高的食物。含磷高的食物主要集中在肉、蛋、奶类，动物内脏，豆类及豆制品，谷类及谷制品，粗粮，坚果以及各种加工类食品，比如火腿、汉堡等。

· 来源于不同食物中的磷，肠道的吸收率也不同。肠道对植物来源的磷的吸收率比动物来源的低；食品添加剂中的磷吸收率最高，几乎完全能被人体吸收，要少食或不食。

限磷小技巧

· 多吃新鲜的食物，少吃含有食品添加剂的加工食品以及各种快餐、零食等。

· 温水浸泡去磷，比如大米或蔬菜用温水浸泡，反复搓洗后可去掉部分磷。

· 可以喝牛奶，但不要喝奶粉，奶粉含磷量较高，而牛奶含磷量适中，但也需要适量饮用。

· 用蛋清代替肉，200g 蛋清可以替代肉的营养价值，有助于减少磷的摄入量。

· 白水煮瘦肉可以降磷，用白水煮瘦肉后，沥干或挤干水分，只吃肉，不喝汤。

· 黄豆做成豆腐或豆浆食用，其中磷含量能够降低，可适量食用。

· 饭量大的人，可将主食的 1/3~2/3 换成小麦淀粉或大米淀粉制作的面食。

· 牙膏和漱口水中含有大量的磷，要避免将其误吞入体内。

合理补充维生素

维生素 A

即使是摄入低蛋白饮食的慢性肾脏病患者，其机体内仍含有正常量的维生素 A。因此，维生素 A 缺乏很罕见，一般不需要补充。若补充不当，还会造成慢性肾脏病患者维生素 A 中毒。

B 族维生素

B 族维生素包括维生素 B_1、维生素 B_2、维生素 B_6 等，由于其有很多共同特性，又需要相互协同作用，因此被归类为一族。遵循低蛋白饮食的慢性肾脏病患者，每日需补充维生素 B_1 多于 1mg，维生素 B_2 1~2mg，维生素 B_6 1.5~2mg。一般来说，透析患者如果饮食良好，可以不额外补充 B 族维生素。

维生素 C

透析患者给予维生素 C 补充后，对于促红细胞生成素的反应会增加，但是饮食良好的透析患者，不建议额外补充维生素 C，避免补充过量引起草酸血症。

维生素 K

肾脏并不参与维生素 K 的主要代谢，所以即使是低蛋白饮食也可提供正常量的维生素 K，但维持性透析患者普遍存在维生素 K 缺乏，合理补充可预防血管钙化及骨质疏松。富含维生素 K 的食物有海藻类、鱼类等。

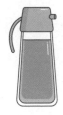

维生素 E

维生素 E 缺乏可引起组织的氧化应激受损，补充维生素 E 可延长红细胞的寿命。透析患者可通过植物油供应足量的维生素 E，因此一般不需要额外补充维生素 E。

合理补充微量元素

锌

目前研究显示，慢性肾脏病患者中多数组织锌含量正常，一般情况不需要额外补充锌。

铁

在透析患者中，铁缺乏非常普遍，因此大部分透析患者需要口服或静脉补充铁剂，尤其是血液透析患者。

氟化物

氟化物过量可能会影响透析患者的骨硬度。氟化物一般广泛存在于用于防止龋齿的牙膏中，透析患者需要多加注意。

硒

硒主要通过肾脏代谢和储存，透析会使患者体内血硒浓度下降，适当补充硒可以增强机体免疫功能，避免感染；硒能促进重金属排泄，帮助肾脏排出毒素；硒还有较强的抗氧化作用，帮助清除氧自由基，阻止肾脏进一步损害。但硒不能补充太多，以免造成毛发脱落。

学会看食品配料表

在超市选购预包装食品时，很少会有人仔细地看包装标签上的内容，最多可能注意一下生产日期、保质期，而配料表则是较易被忽略掉的那部分信息。在网上选购预包装食品时，大家更关心的往往是用户的评论，也很少有人看配料表，或者想到了要看一看配料表，但是却看不明白。实际上，为了健康，我们应该多关注配料表、营养成分表等食品标签上的信息。对于慢性肾脏病患者，在饮食上有诸多需要注意的事项，尤其要注意看食品配料表，看是否适合自己食用。

配料表关注要点

1.食品配料表上各种配料是按制造或加工食品时加入量递减顺序排列的，因此优先关注排在配料表前两三位的原辅料，它们客观反映了我们买到的食品的主要成分到底是什么。

2.对比不同品牌，应选择含食品添加剂种类少的。

3.尽量不选择添加了各种食品添加剂且营养价值低的食物。

4.尽量选择购买正规商场、超市里的正规品牌产品，其各种食品添加剂的使用会更规范。

某品牌果冻配料表
配料
水、白砂糖、蜜橘果肉（ ≥ 15% ）、魔芋粉、食品添加剂（卡拉胶、乳酸钙、**氯化钾**、柠檬酸、**柠檬酸钠**、山梨酸钾、甜蜜素、β－胡萝卜素、柠檬黄、日落黄）、食用香精。

透析患者重点关注：

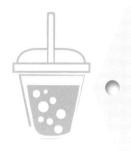

磷

食品添加剂中的磷90%被人体吸收，动物来源的有机磷吸收率是40%~60%，植物来源的则更低。需要低磷饮食的人群（例如高磷血症患者），一定要关注食品添加剂。特别是各种饮料中，这些含磷添加剂使食品更美味、保存更长久。

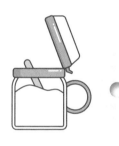

钠

透析患者要控制盐的摄入，这里的盐不仅仅指食盐，而是指钠的摄入。钠不仅来源于食盐，很多调味品，比如鸡精、味精、酱油等都含有钠，还有一些小零食、挂面等也含有钠。因此，要关注食品配料表中钠的含量。

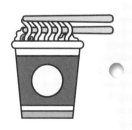

"钾"和碳酸氢钠

食品级碳酸钾、氯化钾、氯化镁、碳酸氢钠、乳酸钙等这类常见于饮料、泡面等包装类食品中；碳酸钾一般见于面条、饺子、馄饨、面包中。

有的低钠食品会含有氯化钾，钠虽然降低了，但是钾升高了，经常食用，过量的钾不能代谢出去，会引发高钾血症。

非一般情况饮食注意事项

！透析前后饮食不同

　　我们常常听到医生嘱咐透析前的慢性肾脏病患者，依据不同分期减少蛋白质的摄入量；而对于进入透析阶段的患者，又会嘱咐适量增加蛋白质的摄入量。为什么会有这样的差别呢？

透析前的蛋白质摄入原则——优质低蛋白饮食

　　优质低蛋白饮食要求透析前减少蛋白质摄入量，正常蛋白质摄入量按理想体重计为每天每千克体重1.2g，低于此标准则视为低蛋白饮食。

　　对于慢性肾脏病不同分期的患者来说，各个阶段蛋白质的摄入标准又有所不同：慢性肾脏病的1期或2期，每日蛋白质的摄入量应按理想体重控制在每千克体重0.8g左右；慢性肾病的3~4期，每日蛋白质的摄入量应按理想体重控制在每千克体重0.6g以下；尿毒症期，应进一步减少每日蛋白质的摄入量，按理想体重控制在每千克体重0.4g以下。对于其中存在蛋白质丢失的患者，如肾病综合征、糖尿病肾病患者，每日蛋白质摄入量可适当放宽。

透析后的蛋白质摄入原则——适量高蛋白饮食

　　透析过程可使体内的某些蛋白质丢失，所以透析后应增加蛋白质的摄入量，以补充机体正常新陈代谢所需要的蛋白质及透析过程中所丢失的蛋白质。

　　对于采用不同透析方式的患者来说，蛋白质的摄入标准略有差异：腹膜透析患者，每日蛋白质的摄入量应按理想体重控制在每千克体重1.2~1.3g；血液透析患者，每日蛋白质的摄入量应按理想体重控制在每千克体重1.0~1.2g。

初进入透析阶段者

能量管理

在慢性肾脏病早期，患者遵循的饮食原则是优质低蛋白饮食，但在开始进入透析阶段后饮食原则要改变成优质中高蛋白饮食。如果患者食欲不好，要随着透析次数的增加，食欲的逐渐恢复，少食多餐，适量增加优质蛋白饮食。如果患者食欲良好，即可直接按照优质蛋白饮食管理自己的饮食情况。

电解质

钠：透析患者每天钠摄入量控制在 3g 以下，养成低盐饮食的好习惯。

钾：必须避免摄入过多的钾，否则会引起高钾血症，导致心律失常，严重时可致心搏骤停。

磷：透析患者常常会出现钙磷代谢紊乱，所以透析患者饮食中要避免高磷食物的摄入，我们日常食用的肉类也是含磷高的食物，先煮沸去汤后再烹饪，可以减少磷的摄入。

水：透析患者水排泄障碍，尤其初进入透析后，要养成记录每天出入水量的习惯，根据前一天的尿量计算出每天可以摄入的水量。

维生素

透析患者可发生多种维生素的缺乏，特别是水溶性维生素——B 族维生素和维生素 C 的缺乏。可适当多食新鲜蔬菜，也可口服维生素片补充。

能不能吃一看就知道

谷薯类及其制品

　　随着透析的进行，在清除体内有毒物质的同时，会把一些营养物质也清除掉，很多人会出现营养不良的情况，此时就需要补充足够维持日常活动的能量物质，谷薯类物质是重要的能量补充来源。

促进消化吸收

　　谷类食物对人体有很大的好处，全谷类食物含有膳食纤维，有助于促进胃肠蠕动，利于消化吸收。

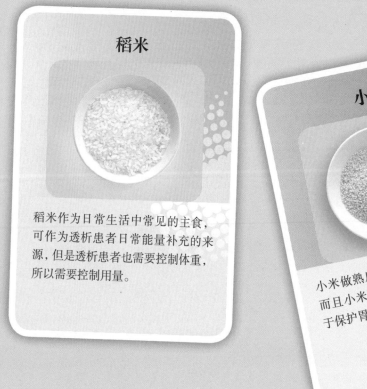

稻米

稻米作为日常生活中常见的主食，可作为透析患者日常能量补充的来源，但是透析患者也需要控制体重，所以需要控制用量。

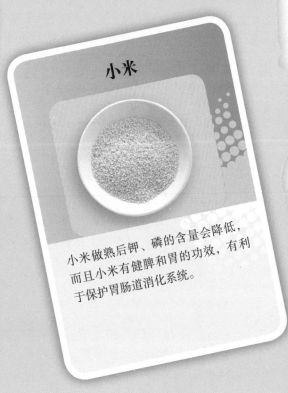

小米

小米做熟后钾、磷的含量会降低，而且小米有健脾和胃的功效，有利于保护胃肠道消化系统。

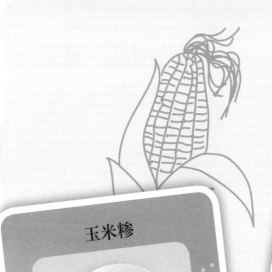

小麦粉

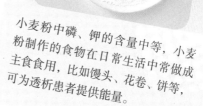

小麦粉中磷、钾的含量中等，小麦粉制作的食物在日常生活中常做成主食食用，比如馒头、花卷、饼等，可为透析患者提供能量。

玉米糁

玉米糁可以提供维生素，并能改善胃肠功能，但是玉米富含植物蛋白，透析患者不能过多地进食玉米。

糯米

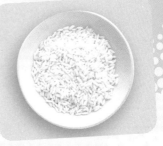

糯米含植物蛋白，且黏性大，食用时应与其他谷薯食物混合使用。

小贴士

透析患者常会出现恶心、呕吐等消化不良症状，谷薯类食物中含有的膳食纤维，有助于保护胃肠道。

有助于稳定血钾、血磷

白米、白面等经过深加工处理的细粮制作的食物，虽然营养价值没有粗粮高，但是其磷、钾含量比粗粮要低，透析患者常并发高磷、高钾的症状，可吃些细粮。

馒头

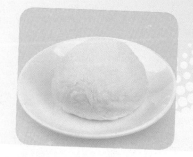

日常饮食要尽量限制汤、粥类含水分较多的食物。馒头含水分少，钾、磷含量不高，是较为优质的碳水化合物来源。

花卷

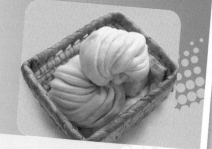

透析患者要限制摄入水分量，花卷含水分少，钾、磷含量较低，是较为优质的碳水化合物来源。

面条

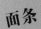

透析患者吃面条没有问题，但最好不吃拌面、炒面；吃汤面时，注意不要喝面汤，避免水分摄入过量。

挂面

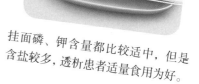

挂面磷、钾含量都比较适中，但是含盐较多，透析患者适量食用为好。

米粉

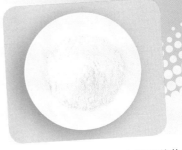

米粉的主要原料是大米，口感细腻、风味独特、容易消化。透析患者可以吃米粉，但是如果出现血糖控制不佳的情况，则需控制用量。

玉米面

玉米面中含有多种纤维素等营养物质，透析患者也可以适当吃一些，可以促进胃肠的蠕动，还有助于降低血液中的血脂和胆固醇的浓度。

小贴士

虽说细粮磷、钾含量相对较低，但是在加工过程中也丢失了许多重要的营养素，长期食用会造成某些微量营养素摄入不足。因此，应粗细粮搭配食用。

吃粗粮需适量

　　粗粮含有丰富的矿物质、维生素、膳食纤维等，有较高的营养价值，但慢性肾脏病患者平时吃粗粮要适量，不可多吃，因为粗粮中的蛋白质、钾、磷含量偏高，当成主食容易吃多，身体不耐受。

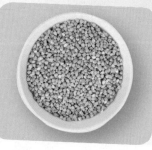

荞麦

荞麦含有的膳食纤维对降血脂、血糖有好处，有助于保护心血管，延缓血糖升高。

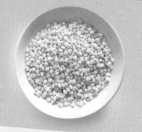

高粱米

高粱米富含膳食纤维，有助于促进肠道蠕动。但是高粱米中的磷、钾含量较高，如果透析患者已经出现了血中磷、钾含量升高的情况，就不适合食用了。

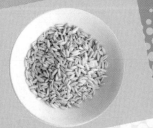

燕麦

燕麦中含有丰富的维生素、膳食纤维、矿物质，可以改善胃肠蠕动，预防便秘。燕麦中含有一定的亚油酸，有助于稳定血糖、降低血脂，有助于预防慢性肾脏病并发心脑血管疾病。

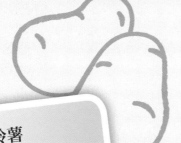

黑米

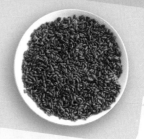

黑米能够补充营养，还有助于促进消化，且升糖指数不高，对于尿毒症合并糖尿病的患者尤其适合。

马铃薯

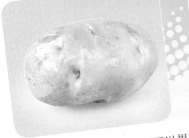

马铃薯的主要成分是淀粉，可以提供热量。但是马铃薯钾含量较高，并发血钾升高的患者不适合过多食用。

红薯

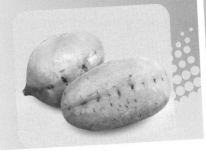

透析患者可以适量吃红薯，但是有血钾升高的症状时不可多吃。

小贴士

除了谷物类食物，薯类的膳食纤维也特别丰富。薯类中的膳食纤维不同于蔬菜水果，不仅纤维细腻，对胃肠刺激很小，而且能刺激胃肠蠕动，软化粪便，从而有效地缓解透析患者胃肠道不适和便秘等症状。

蔬菜类

　　平时吃新鲜的蔬菜，可有效地提高人体的免疫力，避免由于透析等原因造成的身体抵抗力明显减弱。

有抗炎的作用

　　随着肾功能的衰弱，体内炎症反应可能越来越高。蔬菜中富含膳食纤维，能够抑制促炎因子，有助于预防炎症的发生。

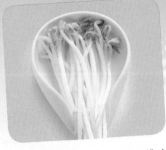

绿豆芽

绿豆芽钾、磷含量低，富含维生素C，且不会对肾脏产生较大负担，适合慢性肾脏病患者食用。

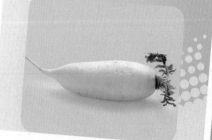

白萝卜

白萝卜可以通畅胃肠道气机、健胃消食、促进消化，适合胃肠道不适的慢性肾脏病患者食用。

胡萝卜

对于透析患者来说，可以吃胡萝卜，能够补充维生素，对身体是有好处的。但是胡萝卜含钾较多，在吃胡萝卜的时候，可以通过水煮的方式去掉部分钾后再食用。

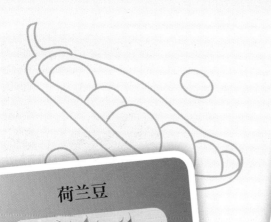

茄子

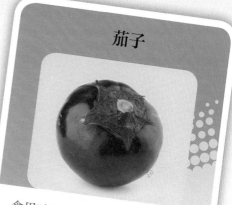

食用时注意烹饪方法，慢性肾脏病患者在饮食上要以清淡为主，适合把茄子清蒸或凉拌后食用。

荷兰豆

可以少量食用荷兰豆，避免大量进食，以免出现腹胀的情况。

西红柿

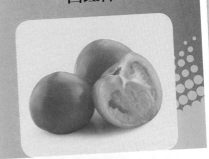

西红柿含有的磷比较低，不会引起钙磷代谢紊乱等，但是也不能多吃，主要是西红柿中含有的水分比较大，而且西红柿钾含量中等，透析患者进食后建议要监测血钾水平。

小贴士

透析患者易肠道菌群失调，蔬菜富含膳食纤维，可以改善肠道菌群；可以通过增加粪便的量和体积，机械性地刺激肠壁引起便意，促进肠蠕动，防治便秘。

补充日常所需的维生素

　　蔬菜富含多种维生素，能够补充机体日常需要的维生素。随着透析的进行，患者体内的营养物质会被代谢排出，食用适量的蔬菜有助于补充维生素。

秋葵

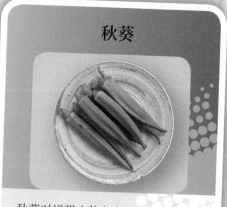

秋葵对增强人体免疫力有一定帮助，适合慢性肾脏病患者少量食用。

冬瓜

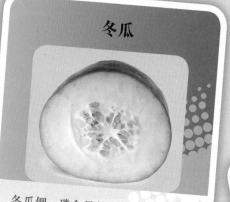

冬瓜钾、磷含量较低，不会对残余肾脏功能造成较大的负担，适合慢性肾脏病患者食用。

黄瓜

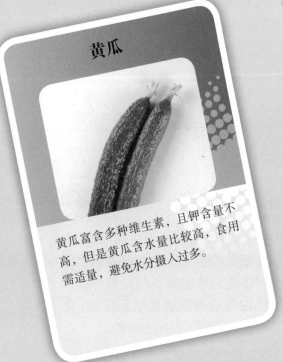

黄瓜富含多种维生素，且钾含量不高，但是黄瓜含水量比较高，食用需适量，避免水分摄入过多。

丝瓜

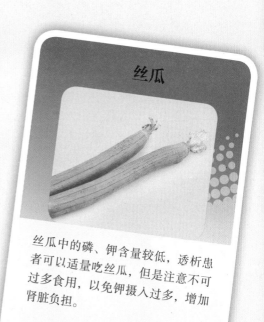

丝瓜中的磷、钾含量较低，透析患者可以适量吃丝瓜，但是注意不可过多食用，以免钾摄入过多，增加肾脏负担。

南瓜

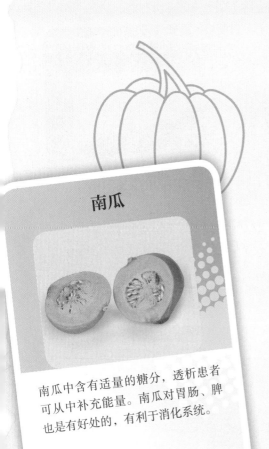

南瓜中含有适量的糖分，透析患者可从中补充能量。南瓜对胃肠、脾也是有好处的，有利于消化系统。

西葫芦

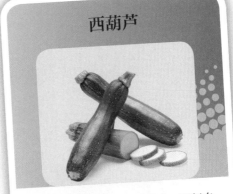

西葫芦含瓜氨酸、腺嘌呤、天门冬氨酸等物质，且含钠盐低，适合透析患者适量食用。

小贴士

南瓜含一定的糖量，并发糖尿病的患者要谨慎食用，选用南瓜时最好不要选老南瓜，因为老南瓜升糖指数更高。

平稳血糖、血压

　　蔬菜中含有的膳食纤维能延缓肠道对糖的吸收，有助于延缓血糖上升；一些蔬菜还具有降血压的功效，有助于慢性肾脏病患者预防糖尿病、高血压等并发症。

苦瓜

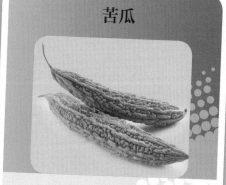

苦瓜中含有生物碱类物质，有消炎的功效，可以缓解水肿症状；含有的类似胰岛素物质，有降血糖的作用。

洋葱

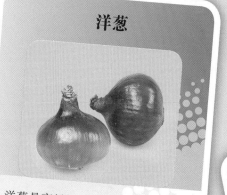

洋葱是高纤维、低热量的食物，不会对肾脏造成负担，可以适量食用。用开水焯一下再烹饪，不要生食，特别是消化功能弱的透析患者。

韭菜

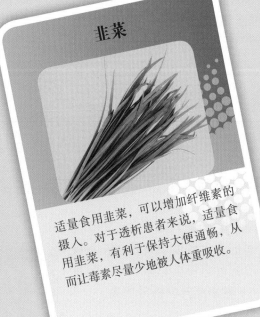

适量食用韭菜，可以增加纤维素的摄入。对于透析患者来说，适量食用韭菜，有利于保持大便通畅，从而让毒素尽量少地被人体重吸收。

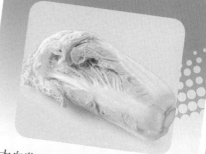

大白菜

大白菜磷、钾的含量都较低，可以焯水后再吃。大白菜焯水可以去除部分钾。

西蓝花

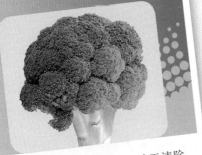

西蓝花维生素含量高，有助于清除体内毒素，可为肾脏减负。需要注意的是，西蓝花需要熟食，避免因食物不熟引起腹泻。

菜花

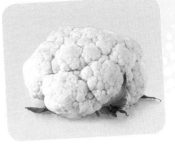

菜花磷含量低，钾含量中等，透析患者可以适量吃。食用前可以焯一下水，有助于去钾。

小贴士

蔬菜可有效促进肠道蠕动，减少食物在肠道停留的时间，从而减少不利的物质被肠道吸收的可能。

有助于改善便秘

蔬菜多富含膳食纤维，能够促进胃肠道蠕动，有利于大便排出，可帮助慢性肾脏病患者防治便秘。

芥蓝

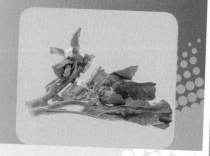

芥蓝中磷含量低，钾含量较高，透析患者可以适当吃芥蓝，但是食用前要注意去钾。

莴笋

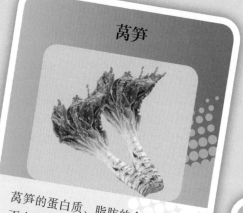

莴笋的蛋白质、脂肪的含量很低，不会增加肾脏负担。但是，莴笋钾含量不低，透析患者食用时要注意血钾情况，可适量或少量食用，最好去除部分钾后再食用。

生菜

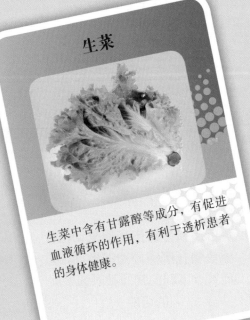

生菜中含有甘露醇等成分，有促进血液循环的作用，有利于透析患者的身体健康。

茼蒿

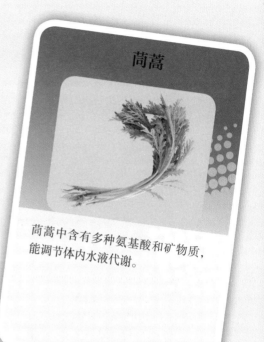

茼蒿中含有多种氨基酸和矿物质，能调节体内水液代谢。

芹菜

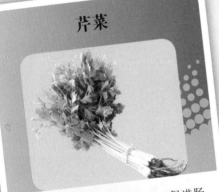

芹菜富含膳食纤维，有助于促进肠道蠕动。烹饪前用热水焯一下，有助于去除部分钾。

金针菇

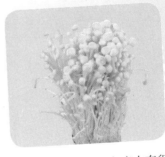

金针菇对提高人体的免疫力有很好的效果，但其钾含量中等，食用需适量，并注意食用前去钾。

小贴士

脾胃虚寒、慢性腹泻的人应少吃金针菇。

有助于增加饱腹感

　　蔬菜中的纤维物质能增加咀嚼的次数，使饱食感增加，从而减少食物的摄取量，进而减少热量的摄取。

山药

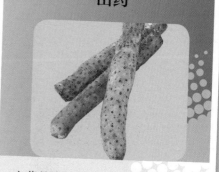

山药是淀粉含量高、蛋白含量低、磷含量低的食物，可以替代部分主食食用。

竹笋

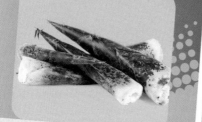

竹笋本身含有丰富的纤维素，能提供很多的微量元素和氨基酸，对机体有益。

紫甘蓝

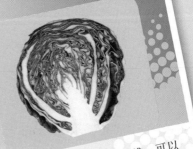

紫甘蓝含有大量的植物纤维，可以促进肠道蠕动，排出体内的代谢废物。紫甘蓝中的微量元素铁元素也能促进机体进行新陈代谢，适合并发高血压和糖尿病的透析患者食用。

空心菜

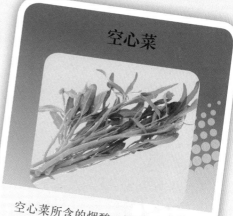

空心菜所含的烟酸、维生素C可以降低胆固醇、甘油三酯，具有促进肠道蠕动、通便解毒的作用。但是空心菜钾含量较高，食用前可用热水焯一下。

香菇

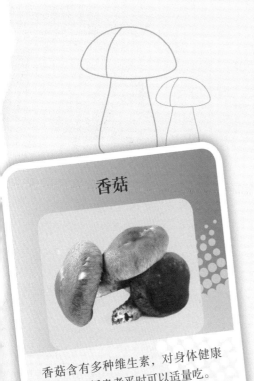

香菇含有多种维生素，对身体健康有益，透析患者平时可以适量吃。

木耳（水发）

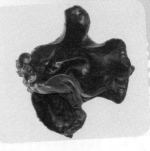

木耳泡发后，单位重量的木耳钙、磷含量都在正常范围，透析患者可以适量食用，但不宜多吃。

小贴士

香菇嘌呤含量较高，尿毒症并发高尿酸血症和痛风的人要避免食用，以免加重病情。

水果类

　　水果大多含有丰富的维生素C、膳食纤维等营养物质，可增强人体免疫力，维持骨骼、肌肉和血管的正常功能。

有助于促进肠道蠕动

　　水果和蔬菜一样含有很多膳食纤维，能起到促进肠道蠕动的作用，可预防便秘。

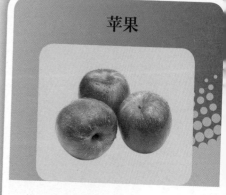

苹果

苹果可以促进肠道蠕动，能够帮助消化，透析患者可以适量吃一些。

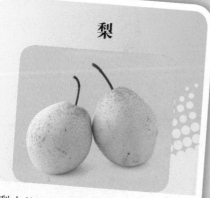

梨

梨中的维生素和抗氧化剂，有助于减少体内炎症，适合透析患者适量食用。

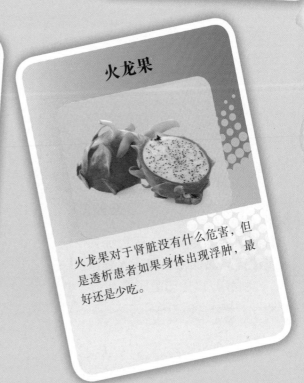

火龙果

火龙果对于肾脏没有什么危害，但是透析患者如果身体出现浮肿，最好还是少吃。

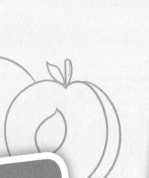

李子

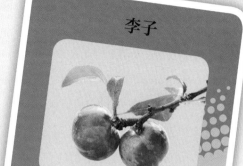

透析患者如果没有严重的水肿、无尿或高钾血症，可以适量食用李子。

桃

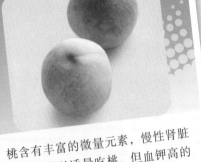

桃含有丰富的微量元素，慢性肾脏病患者可以适量吃桃，但血钾高的患者慎食。

西瓜

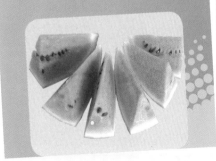

西瓜水分含量比较高，只可少吃。有身体水肿情况的透析患者，不宜吃西瓜。

小贴士

水果大多含水量较高，透析患者要控制水分摄入，因此食用水果要适量，不可过量。

维持酸碱平衡

水果中矿物质的含量和种类丰富，有助于维持体内的酸碱平衡。

樱桃

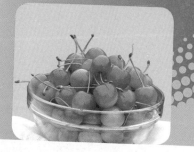

樱桃中含有维生素和微量元素，可以补充人体所需营养，但其中钾含量不低，透析患者食用需控制量。

葡萄

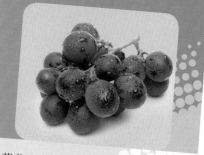

葡萄含有黄酮类、花青素等，对多器官具有保护作用，比如心脏、肾脏等，有助于预防并发症。

无花果

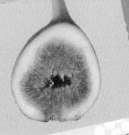

无花果中的果胶和半纤维素吸水膨胀后能吸附多种化学物质，可净化肠道，但无花果钾含量较高，透析患者不可过多食用。

草莓

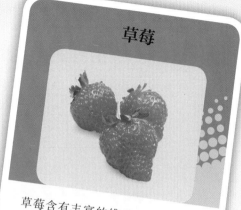

草莓含有丰富的维生素 C，对预防尿毒症并发心脑血管疾病有帮助，但草莓钾含量不低，要适量食用。

红枣

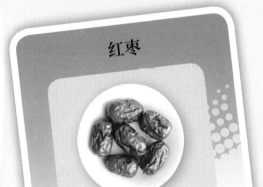

少量吃红枣，可以起到养血安神的作用，但红枣含钾量较高，不能吃太多，高钾血症者不宜食用。

柚子

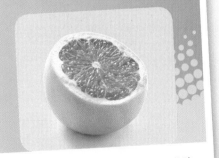

柚子中含有丰富的维生素 C 及类胰岛素等，有降血糖、降血脂等作用，对预防尿毒症并发高血压、糖尿病、血管硬化有帮助，但柚子钾含量中等，不能多吃。

小贴士

水果中含有丰富的膳食纤维，能够促进肠道蠕动，可助消化、防便秘。

增强机体免疫力

　　水果中大多富含维生素 C，可以促进铁、钙和叶酸的利用，从而转化成人体所需要的营养物质，提高人体免疫力。

柑橘

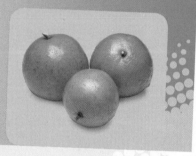

　　橘子中营养成分比较多，含有丰富的维生素 C、膳食纤维，对身体有益。但是柑橘不可大量食用，避免引起血钾升高。

柠檬

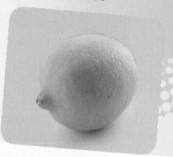

　　透析患者往往感到口渴，想喝水，但是又需要限制水分摄入，喝柠檬水可以缓解口渴，对慢性肾脏病患者控水有好处。

橙子

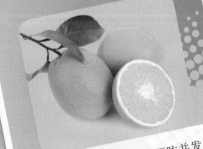

　　橙子富含维生素 C，对预防并发心脑血管疾病有好处。但是橙子钾含量为中等，血钾高的人不可多食。

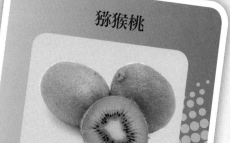

猕猴桃

猕猴桃具有通便的作用，对于胃肠道功能不好的习惯性便秘者，吃猕猴桃可以帮助排便，但不宜过多食用，避免血钾升高。

菠萝

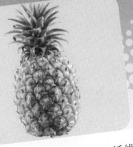

菠萝营养价值丰富，含有的纤维素有助于促进肠道蠕动，适合透析患者适量食用。

荔枝

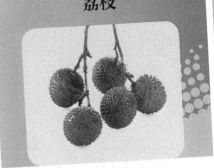

透析患者可以吃荔枝，但是要控制一次的食用量，不能多吃。

小贴士

一些维生素 C 含量丰富的水果，如橙子、柑橘、柠檬等，可帮助铁剂吸收，改善贫血。

促进新陈代谢

　　水果含有多种维生素和微量元素，有助于促进身体的新陈代谢，还能促进消化，改善食欲，对身体有好处。

芒果

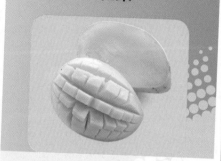

芒果中含有较多对人体有益的成分，有清肠胃、促排便的作用，但是血钾高的人不可多食。

木瓜

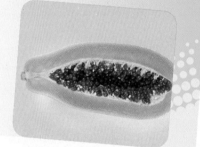

木瓜的钾、磷含量较低，适合透析患者适量食用。

人参果

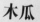

人参果中含有丰富的维生素 C 和多种微量元素，而且脂肪和糖含量低，但是人参果中蛋白质含量高，所以透析患者可以少吃，不宜多吃。

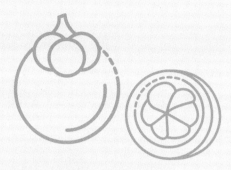

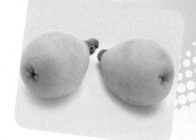

枇杷

枇杷有宣肺的功效，而且枇杷营养丰富，透析患者多容易并发营养不良，食用枇杷可补充营养。

山竹

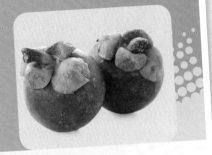

山竹含膳食纤维、糖类、维生素及钙，对体弱、营养不良的透析患者有很好的调养作用。

杨梅

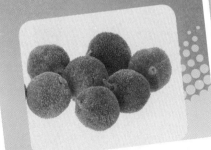

对于透析患者来说，杨梅有助于改善食欲，缓解口渴，可以适量吃些。

小贴士

水果含糖量和含水量普遍较高，血糖控制不佳的患者食用时需慎重挑选。

肉、蛋、奶类

　　透析开始后需要适量补充优质蛋白质，肉、蛋、奶类食物含有的蛋白质是优质蛋白质，尤其是瘦肉很适合作为透析患者优质蛋白质的补充来源。

可提供热量

　　肉类食物含有优质蛋白质，可为人体提供适当的能量，有滋补身体的作用。

猪肉

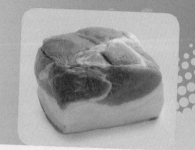

猪肉含优质蛋白质，对肾脏的负担较小。猪肉还有改善贫血的作用，有助于预防慢性肾脏病并发贫血。

牛肉

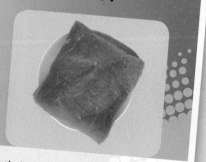

牛肉主要含的是优质动物蛋白，透析患者可以适量食用。

鸡肉

鸡肉含优质蛋白质，对于改善透析患者的蛋白质代谢有一定好处。但透析患者不可喝鸡汤，因为鸡汤里可溶解大量嘌呤，喝鸡汤可能会导致尿酸升高。

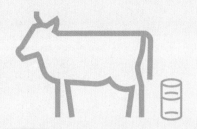

牛奶

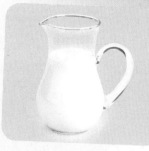

牛奶中含有优质动物蛋白，是透析患者的优选饮品。但是牛奶含水分多，如果透析患者无尿，应避免大量喝牛奶，以免导致水分潴留。

酸奶

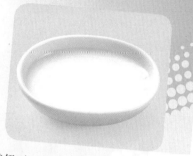

酸奶对于透析后出现的食欲不振、恶心等有一定的缓解作用，透析患者可以选择低脂酸奶。

鸡蛋

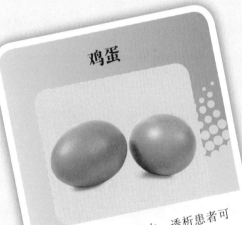

鸡蛋含优质动物蛋白，透析患者可以适量食用。

小贴士

透析患者易免疫功能低下、营养不良，需要补充营养物质。奶类如牛奶、酸奶等含有较丰富的优质蛋白质，可以增强免疫力。

坚果、油脂类

　　坚果富含维生素、矿物质，这些是人体不可缺少的营养物质；油脂主要提供脂肪，也是人体必需的六大营养物质之一。适量吃坚果和油脂，有助于均衡营养，预防营养不良。

适量食用

　　透析开始以后，随着身体毒素排出，大量的水溶性维生素以及微量元素也被排出体外，易造成营养元素缺乏。因此，透析患者可适量食用坚果、油脂，补充能量。

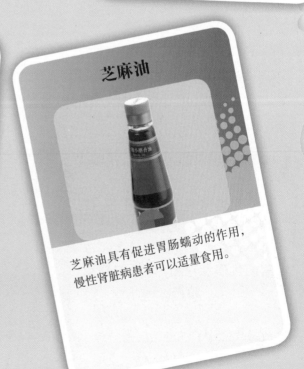

杏仁

杏仁富含维生素、矿物质等营养成分，有润肠通便的作用，透析患者可以少量食用。

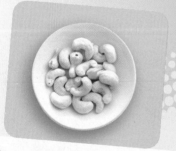

腰果

腰果有软化血管的作用，对预防并发心血管疾病大有益处。

芝麻油

芝麻油具有促进胃肠蠕动的作用，慢性肾脏病患者可以适量食用。

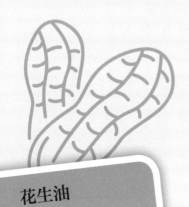

菜子油

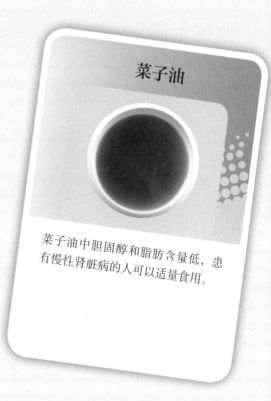

菜子油中胆固醇和脂肪含量低，患有慢性肾脏病的人可以适量食用。

花生油

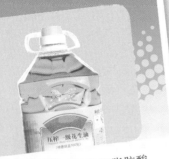

花生油含有较多的不饱和脂肪酸，对人体有益，慢性肾脏病患者可以适量食用。

橄榄油

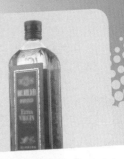

橄榄油含有大量单不饱和脂肪酸，除能供给人体能量外，还能调整人体血浆中高、低密度脂蛋白胆固醇的比例，透析患者食用有助于保护心血管。

小贴士

饱和脂肪酸、胆固醇含量高的动物性油脂应严格限制，增加单不饱和脂肪酸含量高的橄榄油、花生油等植物油。

豆类及其制品

　　虽然豆类食物的蛋白质多为植物蛋白，代谢废物较多，但是豆类及豆制品也并非完全不能吃，比如黑豆、豆腐、豆浆等含有的蛋白质为优质蛋白质，透析患者可适量食用。

可提供部分优质蛋白质

　　尿毒症患者要遵循优质低蛋白的饮食原则，在透析之后更要注意优质蛋白质的补充。

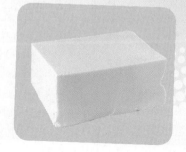

豆腐

豆腐含有优质蛋白质，优质蛋白质进入人体后会参与蛋白质代谢，透析患者可以适量食用豆腐，但不可过多食用。

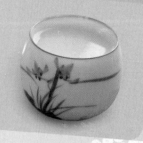

豆浆

豆浆里含有的主要是蛋白质，且是优质蛋白质。如果透析患者的小便量是正常的，可以适量喝豆浆，但需要控制量，以免引起水钠潴留。

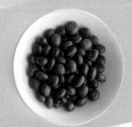

黑豆

黑豆含有丰富的膳食纤维和低聚糖，可以促进胃肠蠕动，预防便秘。

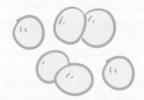

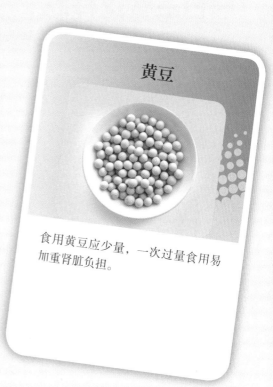

黄豆

食用黄豆应少量，一次过量食用易加重肾脏负担。

红豆

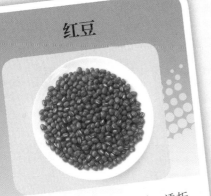

红豆有消肿、消胀满的功效，透析患者可以少量食用。

绿豆

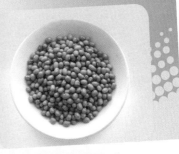

一般尿毒症患者可以吃绿豆，吃绿豆有助于降温消暑，但是应注意少量食用。

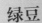

小贴士

豆类大多嘌呤含量较高，尿酸高的透析患者慎食。

一日三餐这样吃

主食类

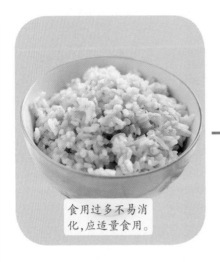

食用过多不易消化,应适量食用。

全麦饭

材料 小麦、荞麦、燕麦、大米各25g。

做法 ❶ 所有材料淘洗干净,放入电饭煲中,再加适量清水。❷ 启动煮饭程序煮熟即可。

功效 粗粮富含多种矿物质和纤维素,细粮钾、磷含量较低。全麦饭粗细搭配,不仅营养丰富,对胃肠有好处,也有助于避免钾、磷等物质摄入过多,适合透析患者作为主食补充能量。

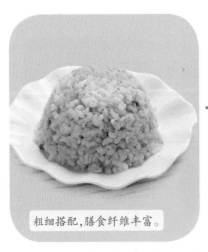

粗细搭配,膳食纤维丰富。

糙米饭

材料 糙米 20g,大米 50g,燕麦 10g。

做法 ❶ 糙米、燕麦洗净,浸泡 30 分钟。❷ 大米洗净,与糙米、燕麦连同浸泡水一起放入电饭煲中。按下煮饭键,煮熟即可。

功效 糙米中含有丰富的维生素,有提高机体免疫力的作用;糙米中还含有不饱和脂肪酸,有助于保护心血管系统。

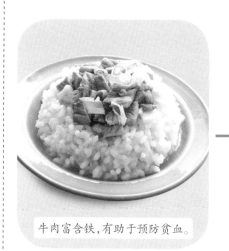

牛肉富含铁,有助于预防贫血。

牛肉饭

材料 大米 70g,牛肉、菜心各 30g,葱花、盐各适量。

做法 ❶ 牛肉洗净,切片。菜心洗净,焯烫。大米淘洗干净。❷ 大米放入电饭煲中,加适量水煮饭,待饭将熟时,放入牛肉片继续煮,牛肉熟后加菜心,撒上盐和葱花即可。

功效 牛肉含有优质蛋白质、氨基酸等营养物质,适合透析患者食用。

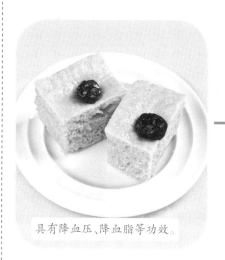

具有降血压、降血脂等功效。

玉米面发糕

材料 面粉、玉米面各 100g,红枣、酵母粉各适量。

做法 ❶ 将面粉、玉米面混合均匀,酵母粉溶于温水后倒入面粉中,揉成均匀的面团。红枣洗净,用水煮 10 分钟。❷ 将面团放入蛋糕模具中,放置于温暖处饧发至 2 倍大。❸ 将煮好的红枣嵌入发好的面团表面,入蒸锅。❹ 开大火,蒸熟,取出切块即可。

功效 此糕是粗粮细做、暄软香甜,含有矿物质和维生素,可为透析患者补充营养。

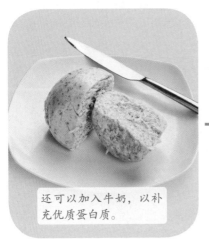

还可以加入牛奶，以补充优质蛋白质。

燕麦馒头

材料 燕麦、面粉各 100g，酵母粉适量。

做法 ❶ 燕麦与面粉混合，酵母粉用温水化开，倒入燕麦面粉中，加水，和成面团，放置于温暖处发酵至原来的 1.5~2 倍大。❷ 再次揉光面团，并制成大小合适的馒头生坯。❸ 把馒头放入蒸锅中，静置 20 分钟，开火蒸馒头。待锅上气后，大火继续蒸 15 分钟即可。

功效 燕麦中含有丰富的膳食纤维，有通便和控制体重的作用。

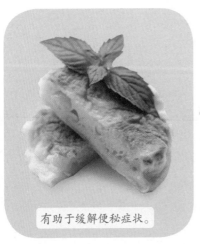

有助于缓解便秘症状。

蛋香玉米饼

材料 鸡蛋 2 个（取蛋黄），面粉 100g，玉米粒 50g，盐、植物油各适量。

做法 ❶ 将蛋黄、面粉、玉米粒、盐混合，加水和面，分成 4 份面剂，揉成饼。❷ 电饼铛刷油，烙熟即可。

功效 将玉米和面粉混合做成饼，粗粮、细粮都有，二者结合，不仅营养丰富，而且不会对肾脏造成过重的负担，适合透析患者适量吃。

西葫芦鸡蛋饼

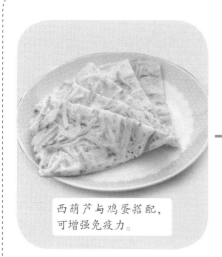

西葫芦与鸡蛋搭配，可增强免疫力。

材料 西葫芦 50g，面粉 150g，鸡蛋 2 个，盐、植物油各适量。

做法 ❶ 鸡蛋打散，加盐调味。西葫芦洗净，切丝。❷ 将西葫芦丝和面粉放入蛋液中，加适量水，搅拌均匀成面糊。❸ 油锅烧热，倒入面糊，煎至两面金黄即可。

功效 西葫芦富含维生素 C、钙等营养元素，可补充身体所需营养。

玉米猪肉虾仁水饺

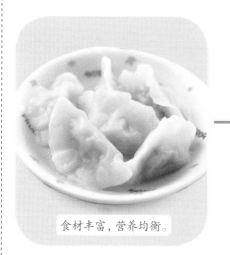

食材丰富，营养均衡。

材料 饺子皮 15 个，猪肉 50g，虾仁 15 个，玉米粒 30g，盐适量。

做法 ❶ 虾仁洗净，剁碎。❷ 猪肉洗净，剁碎，放入虾肉和玉米粒，搅拌均匀，再加盐，搅成馅。❸ 在饺子皮中包入馅，包好后下锅煮熟即可。

功效 虾仁含有丰富的优质蛋白质，适合透析患者补充蛋白质，为身体补充营养。

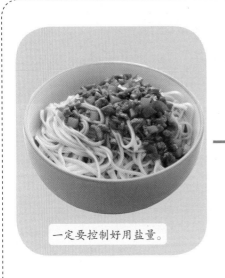

一定要控制好用盐量。

竹笋卤面

材料 面条 100g，竹笋 100g，猪肉 30g，胡萝卜 30g，红椒碎、水淀粉、盐、植物油各适量。

做法 ❶ 将猪肉、竹笋、胡萝卜洗净，切小丁。❷ 面条煮熟。❸ 油锅烧热，放猪肉丁煸炒，再放竹笋丁、红椒碎、胡萝卜丁翻炒，加入盐、水淀粉炒匀，盛出浇在面条上即可。

功效 面食中蛋白质含量相对较少，不会增加肾脏负担。

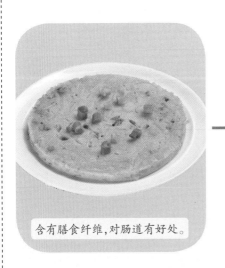

含有膳食纤维，对肠道有好处。

玉米南瓜饼

材料 南瓜 70g，玉米面 100g，植物油、葱花各适量。

做法 ❶ 南瓜去皮、子，入蒸笼蒸熟，搅成糊状。❷ 加入玉米面，边加边搅拌匀。❸ 将和好的面，取适量搓圆拍成饼状。❹ 锅中倒油，油温八成热时放入面饼，煎至底部略黄翻面，待两面呈金黄色出锅，撒葱花点缀即可。

功效 玉米面中含有糖类，可以为机体提供能量。

热菜类

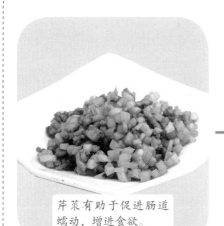

芹菜有助于促进肠道
蠕动，增进食欲。

肉末炒芹菜

材料 猪瘦肉50g，芹菜150g，葱花、姜末、盐、植物油各适量。

做法 ❶ 猪瘦肉洗净，切成末。芹菜择洗干净，切丁。❷ 油锅烧热，放入葱花、姜末煸炒，再放入猪瘦肉末大火快炒，放入芹菜丁炒至熟时，加盐调味即可。

功效 芹菜含有丰富的铁、锌等微量元素，可补充身体所需营养，增强免疫力。

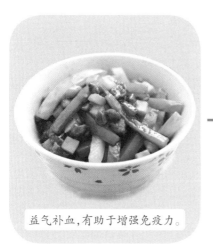

益气补血，有助于增强免疫力。

彩椒牛肉丝

材料 红椒丝、黄椒丝、青椒丝各50g，牛里脊肉丝100g，姜丝、盐、植物油各适量。

做法 ❶ 红椒丝、黄椒丝、青椒丝用热水焯烫。❷ 油锅烧热，入牛里脊肉丝炒散，放入红椒丝、黄椒丝、青椒丝、姜丝翻炒，加盐调味即可。

功效 牛肉能提高机体抗病能力；彩椒富含维生素C，有助于铁的吸收，帮助改善贫血。

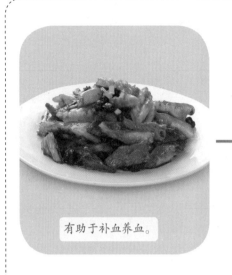

有助于补血养血。

苦瓜炒牛肉

材料 牛肉 70g，苦瓜 200g，盐、植物油各适量。

做法 ❶苦瓜洗净，纵向对半剖开，去子，切菱形片，用清水浸泡，挤干水分。牛肉洗净，切片。❷锅中倒油烧热，放牛肉片翻炒至牛肉变色，加入苦瓜片，放入盐调味即可。

功效 苦瓜含有丰富的维生素 C、苦瓜皂苷等，有助于提高人体免疫力。

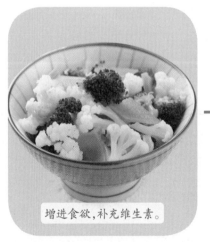

增进食欲,补充维生素。

什锦西蓝花

材料 西蓝花、菜花各 100g，胡萝卜 50g，醋、盐各适量。

做法 ❶ 西蓝花、菜花洗净，掰成小朵。胡萝卜洗净，去皮，切片。❷ 将全部蔬菜放入开水中焯熟，盛盘，加醋、盐，搅拌均匀即可。

功效 西蓝花含有铁、胡萝卜素、B 族维生素和维生素 C 等，可为透析患者补充营养，改善营养不良的情况。

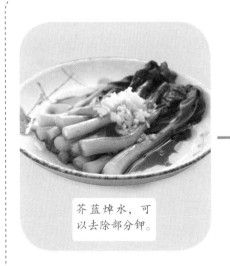

芥蓝焯水，可
以去除部分钾。

白灼芥蓝

材料 芥蓝200g，葱、姜、蒜、生抽、植
物油各适量。

做法 ❶ 芥蓝洗净，切段，焯水。❷ 葱、
姜、蒜切末。❸ 锅中放油烧热，放入葱末、
姜末、蒜末煸香，放生抽调味，将调味汁
浇在芥蓝上即可。

功效 芥蓝有开胃利肠、促进消化的作用，
有助于缓解透析患者的胃肠道不适症状。

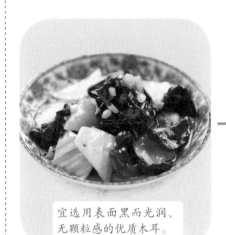

宜选用表面黑而光润、
无颗粒感的优质木耳。

木耳白菜

材料 木耳50g，白菜200g，植物油、花
椒粉、盐、葱花各适量。

做法 ❶ 木耳洗净；白菜去叶，洗净，切
片；一起焯水。❷ 油锅烧热，加花椒粉，
下白菜、木耳炒，快熟时，加盐调味，最
后撒上葱花即可。

功效 木耳是一种滋补营养品；白菜含有
大量植物性纤维素，可通利肠道。透析患
者可适量食用此菜。

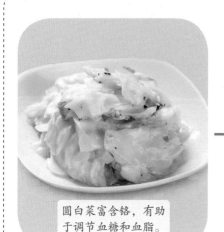

圆白菜富含铬，有助
于调节血糖和血脂。

炝炒圆白菜

材料 圆白菜 100g，盐、花椒、醋、植物油各适量。

做法 ❶ 圆白菜洗净，撕成小片。炒锅置火上，倒油烧热，放入花椒，煸香后，拣出花椒粒。❷ 倒入圆白菜翻炒，调入适量醋，翻炒均匀，最后加盐调味即可。

功效 圆白菜富含铬，能改善胰岛素敏感性，进而调节血糖和血脂，适合慢性肾脏病合并血糖、血脂异常的患者食用。

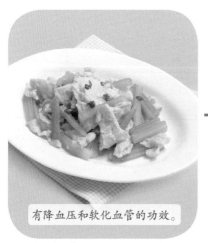

有降血压和软化血管的功效。

芹菜炒鸡蛋

材料 芹菜 100g，鸡蛋 2 个，葱花、盐、植物油各适量。

做法 ❶ 将芹菜择洗干净，切段，用沸水焯一下。❷ 将鸡蛋磕入碗内，加入盐、葱花和适量水调匀。❸ 炒锅放置于火上，放油烧热，倒入鸡蛋液，炒至鸡蛋半熟，再放入芹菜、盐，炒熟后出锅即可。

功效 芹菜的营养价值比较高，对缓解高血压、高胆固醇有很好的作用；富含膳食纤维，有助于缓解透析患者的胃肠道不适。此菜营养搭配均衡，适合透析患者适量食用。

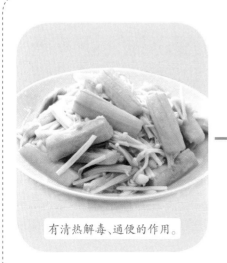

有清热解毒、通便的作用。

丝瓜金针菇

材料 丝瓜 150 g，金针菇 100 g，植物油、盐各适量。

做法 ❶ 丝瓜洗净，去皮，切段。金针菇洗净。一起焯烫，捞出沥干水分。❷ 油锅烧热，放入丝瓜段快速翻炒，再放入金针菇同炒，加盐调味即可。

功效 丝瓜中维生素 C 含量较高，且容易消化；金针菇富含精氨酸和赖氨酸等，营养丰富。

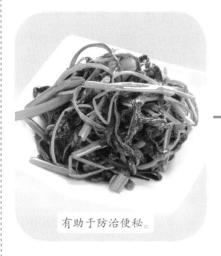

有助于防治便秘。

清炒空心菜

材料 空心菜 200 g，葱花、蒜末、盐、植物油各适量。

做法 ❶ 将空心菜择洗干净，焯水并沥干水分。❷ 炒锅置大火上，加油烧至七成热时，放入葱花、蒜末炒香，下空心菜略炒，最后加盐翻炒即可。

功效 空心菜中膳食纤维丰富，还含有丰富的果胶，可促进肠道蠕动，对缓解胃肠道不适有好处。

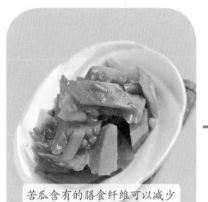

苦瓜含有的膳食纤维可以减少人体对食物中脂肪的吸收。

苦瓜炒胡萝卜

材料 苦瓜、胡萝卜各 100g，盐、植物油各适量。

做法 ❶ 苦瓜洗净，纵向切成两半，去瓤，切片。胡萝卜削皮洗净，切成薄片。一起焯水。❷ 锅中加油烧热，放入苦瓜片和胡萝卜片，大火快炒，加入盐调味即可。

功效 苦瓜能增进食欲、健脾开胃。胡萝卜含丰富的维生素、核黄素和其他营养物质，能够为透析患者补充身体所需营养。

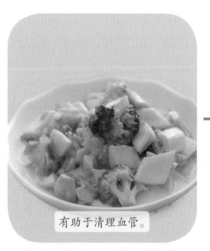

有助于清理血管。

杏鲍菇炒西蓝花

材料 西蓝花 100g，杏鲍菇 1 个，盐、植物油各适量。

做法 ❶ 西蓝花洗净，掰小块。杏鲍菇洗净，切片。西蓝花和杏鲍菇用沸水焯一下。❷ 油锅烧热，放入西蓝花和杏鲍菇翻炒，加入盐调味即可。

功效 西蓝花含钾量低，含磷量也低，其含有的植物性蛋白质较少，适合透析患者食用。

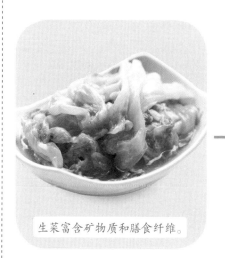

生菜富含矿物质和膳食纤维。

蒜蓉炒生菜

材料 生菜200g,蒜、盐、植物油各适量。

做法 ❶生菜洗净,焯水,沥干;蒜洗净,拍扁,切碎。❷油锅烧热,爆香蒜蓉,倒入生菜快炒,加盐炒匀即可。

功效 生菜中含有甘露醇等有效成分,有利尿和促进血液循环的作用,有利于身体健康。蒜富含硒,研究表明,硒有抗氧化的作用,对于肾脏功能的保护有好处。

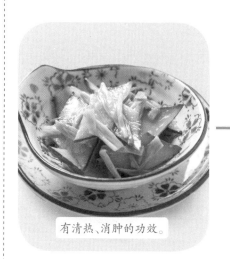

有清热、消肿的功效。

黄花菜炒黄瓜

材料 黄花菜20g,黄瓜200g,植物油、盐各适量。

做法 ❶黄瓜洗净,切片。黄花菜去硬梗,漂洗干净,焯水。❷锅中倒入油烧热,倒入黄花菜、黄瓜,快速翻炒至熟透时,加盐调味即可。

功效 黄花菜有消炎、健胃等功效;黄瓜脆嫩清香,含有多种维生素、微量元素,适合透析患者食用。

莴笋炒木耳

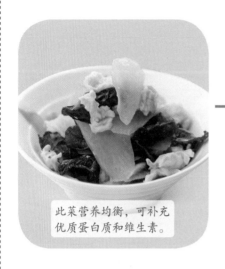

此菜营养均衡，可补充优质蛋白质和维生素。

材料 莴笋、水发木耳各 50g，鸡蛋 1 个，盐、葱花、姜末、植物油各适量。

做法 ❶ 水发木耳洗净，撕成小朵。莴笋去皮，洗净，切片。❷ 鸡蛋打散，油锅烧热后，倒入蛋液炒熟。❸ 锅中倒油烧热，放入葱花、姜末翻炒，倒入木耳、莴笋翻炒，炒至木耳断生后，加入炒熟的鸡蛋，出锅前加盐调味即可。

功效 莴笋不仅口感好，而且有很高的营养价值，可以提高人体血糖代谢功能。另外，莴笋对防止并发贫血也有较好的作用。

虾仁娃娃菜

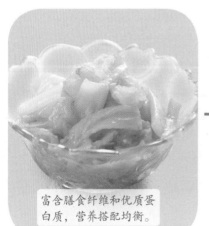

富含膳食纤维和优质蛋白质，营养搭配均衡。

材料 娃娃菜 200g，虾仁 10 个，盐、植物油各适量。

做法 ❶ 娃娃菜洗净，切段，焯水。虾仁洗净。❷ 油锅烧热，放入娃娃菜，加入虾仁，炒至熟，加盐调味即可。

功效 娃娃菜富含维生素，有助于增强机体免疫力；虾仁富含优质蛋白质，符合透析患者的饮食原则。

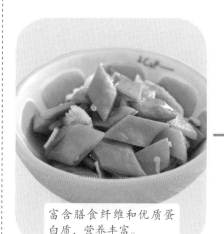

富含膳食纤维和优质蛋白质，营养丰富。

荷兰豆炒肉片

材料 荷兰豆 100g，猪瘦肉 50g，葱末、姜末、蒜末、盐、植物油各适量。

做法 ❶ 荷兰豆洗净，切段，焯水。猪瘦肉洗净，切片。❷ 油锅烧热，放入葱末、姜末、蒜末煸香，放入猪瘦肉片、荷兰豆翻炒，加盐调味即可。

功效 猪肉有助于改善贫血，还富含优质蛋白质，是良好的优质蛋白质补充来源，适合透析患者适量食用。

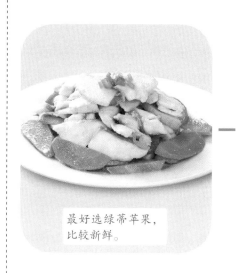

最好选绿蒂苹果，比较新鲜。

熘苹果鱼片

材料 黑鱼 1 条，苹果半个，胡萝卜100g，盐、姜末、葱花、植物油各适量。

做法 ❶ 黑鱼处理干净，切成鱼片。苹果、胡萝卜分别洗净，切片。❷ 油锅烧热，爆香姜末，放入鱼片滑熟，盛出。❸ 锅中留底油，放入胡萝卜片、苹果片翻炒，放入鱼片翻炒，加盐调味，最后撒上葱花做点缀即可。

功效 苹果中含有人体所需的多种维生素及微量元素；鱼片含有丰富的优质蛋白质，适合透析患者食用。

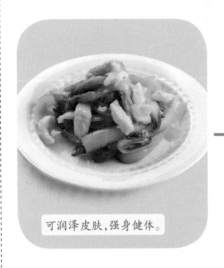

可润泽皮肤，强身健体。

鸡肉扒油菜

材料 油菜 150g，鸡胸肉 50g，盐、葱花、植物油各适量。

做法 ❶ 油菜洗净，焯水。鸡胸肉洗净，切块，汆烫。❷ 油锅烧热，放入葱花炝锅，再放入鸡胸肉块、油菜翻炒，最后加盐调味即可。

功效 油菜富含维生素和膳食纤维，有降血脂、润肠通便的功效。鸡肉富含优质蛋白质、矿物质等，有温中益气、健脾胃、强筋骨的功效。

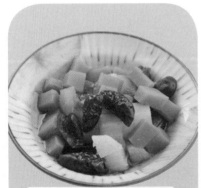

山药中的黏液蛋白有防治动脉粥样硬化的作用。

山药南瓜蒸红枣

材料 山药、南瓜各 100g，红枣 3 颗。

做法 ❶ 山药去皮，洗净，切块。南瓜洗净，去皮、瓤，切块。红枣洗净，去核。❷ 山药块、南瓜块、红枣一同放入蒸锅中，蒸半小时取出即可。

功效 南瓜含有丰富的维生素和胡萝卜素，有较高的食用价值和不可忽视的食疗作用。山药营养丰富，有益气健脾的作用，有助于改善胃肠不适。红枣有助于改善贫血。

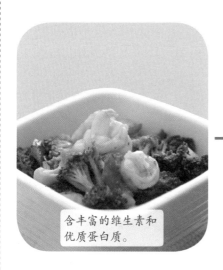

含丰富的维生素和优质蛋白质。

西蓝花炒虾仁

材料 西蓝花 150g，虾仁 10 个，盐、红椒片、蒜末、植物油各适量。

做法 ❶ 虾仁洗净。西蓝花掰小朵，洗净，焯水。❷ 油锅烧热，加蒜末爆香，倒入虾仁煸炒，再加西蓝花、红椒片煸炒至熟，加盐调味即可。

功效 西蓝花属于高纤维蔬菜，可以降低胃肠道对糖分的吸收，有助于预防并发糖尿病。虾仁高蛋白、低脂肪，是较好的优质蛋白质来源。

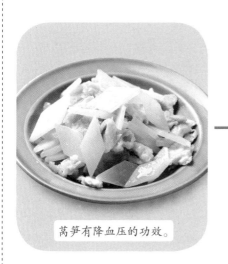

莴笋有降血压的功效。

莴笋炒鸡蛋

材料 莴笋 200g，鸡蛋 2 个，葱花、盐、植物油各适量。

做法 ❶ 莴笋去皮，洗净，切菱形片，焯水。鸡蛋打散。❷ 油锅烧热，入鸡蛋液摊成鸡蛋饼，并用锅铲切成块。❸ 用锅内余油爆香葱花，放莴笋片翻炒，将熟时放入鸡蛋块，加盐调味即可。

功效 莴笋可以促进胃肠蠕动，对消化不良有很好的缓解作用。

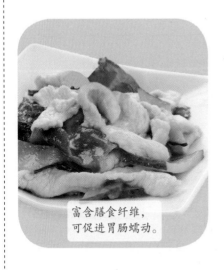

富含膳食纤维，
可促进胃肠蠕动。

黄瓜炒肉

材料 黄瓜 200g，猪肉 100g，水发木耳 20g，盐、白胡椒粉、植物油各适量。

做法 ❶ 黄瓜洗净，切片。水发木耳洗净，撕成小朵。猪肉洗净，切片。❷ 油锅烧热，下猪肉片翻炒，加入黄瓜片、木耳翻炒，加盐、白胡椒粉调味即可。

功效 此菜不会加重肾脏负担，透析患者适量食用有助于改善贫血。

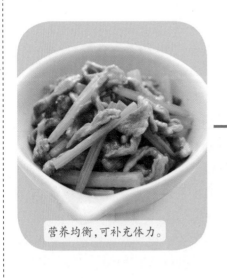

营养均衡，可补充体力。

牛肉芹菜

材料 牛肉 50g，芹菜 150g，盐、葱花、姜丝、植物油各适量。

做法 ❶ 牛肉洗净，切丝。芹菜择叶，去根，洗净，切段，焯水。❷ 热锅放油，下葱花、姜丝煸香，加入牛肉、芹菜段翻炒，加盐调味即可。

功效 牛肉具有补脾胃的功效，且含有优质蛋白质，可为透析患者补充因透析丢失的蛋白质。

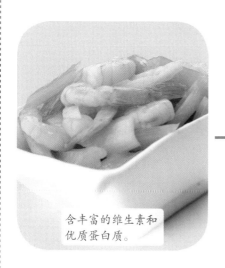

含丰富的维生素和
优质蛋白质。

虾仁炒芹菜

材料 虾仁 10 个，芹菜 200g，盐、植物油各适量。

做法 ❶ 芹菜洗净，切段，焯水，沥干。❷ 油锅烧热，放入虾仁、芹菜翻炒至熟，加盐调味即可。

功效 芹菜有平稳降压的功效。虾仁中含有丰富的镁，有助于保护心血管系统。透析患者可适量食用此菜，对保护心血管有好处。

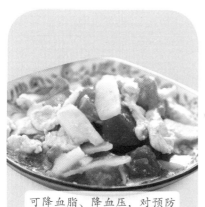

可降血脂、降血压，对预防
并发心血管疾病有好处。

西红柿鸡片

材料 鸡肉 100g，荸荠 20g，西红柿 1 个，盐、植物油各适量。

做法 ❶ 鸡肉洗净，切片。荸荠洗净，切片。西红柿洗净，切块。❷ 油锅烧热，放入鸡肉片翻炒，再放入荸荠片、西红柿块翻炒至熟，最后加盐调味即可。

功效 鸡肉是优质蛋白质的来源，不会加重肾脏负担，透析患者可适量食用。

凉菜类

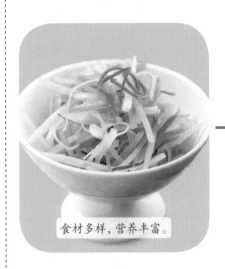

食材多样，营养丰富。

凉拌素什锦

材料 胡萝卜丝、豆芽、红椒丝、青椒丝各50g，盐、醋各适量。

做法 ❶ 豆芽洗净。❷ 除调味料外，所有食材分别用开水焯一下，捞出放入盘中。❸ 加入盐、醋拌匀即可。

功效 此菜含有丰富的膳食纤维，有助于防治便秘，还有助于改善透析患者的胃肠道不适。

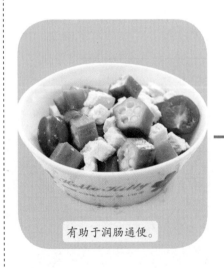

有助于润肠通便。

秋葵拌鸡肉

材料 秋葵5根，鸡胸肉100g，圣女果5个，柠檬半个，盐、橄榄油各适量。

做法 ❶ 将秋葵、鸡胸肉、圣女果分别洗净。❷ 秋葵焯水，去蒂，切段。鸡胸肉煮熟，切块。圣女果对半切开。❸ 将橄榄油、盐放入小碗中，挤入几滴柠檬汁，制成调味汁。❹ 切好的秋葵段、鸡胸肉丁和圣女果放入盘中，淋上调味汁即可。

功效 秋葵可以增强身体免疫力，还有助于预防并发心脑血管疾病，对透析患者保护心脑血管系统有好处。

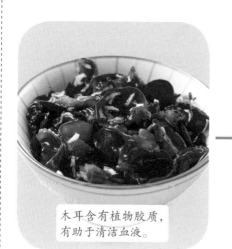

木耳含有植物胶质，有助于清洁血液。

凉拌木耳

材料 水发木耳 50g，蒜、醋、盐、植物油各适量。

做法 ❶ 蒜切碎。水发木耳洗净，撕小朵，焯水。❷ 起油锅，放入少量油，下蒜末爆香。将木耳放入大碗中，加醋、盐，然后将炒好的调料倒入碗中，一起拌匀即可。

功效 木耳具有预防动脉粥样硬化的功效，有助于预防并发心血管疾病。

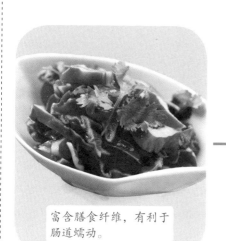

富含膳食纤维，有利于肠道蠕动。

凉拌紫甘蓝

材料 紫甘蓝 100g，醋、蒜末、盐、香菜叶各适量。

做法 ❶ 紫甘蓝洗净，切成细丝，焯水，沥干，盛入碗中。❷ 加入蒜末、醋、盐、香菜叶拌匀即可。

功效 紫甘蓝富含花青素、维生素 C，具有抗氧化作用，有助于透析患者增强机体免疫力。

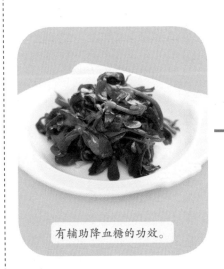

有辅助降血糖的功效。

凉拌马齿苋

材料 马齿苋 200g，盐、醋各适量。

做法 ❶ 马齿苋洗净，焯水，沥干，剁碎装盘。❷ 将盐、醋倒入盘中，拌匀即可。

功效 马齿苋含有多种维生素、矿物质，还有清热解毒、凉血止血等功效，透析患者可适量食用。

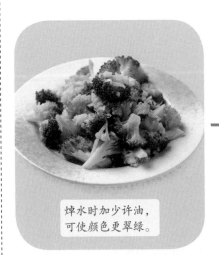

焯水时加少许油，可使颜色更翠绿。

凉拌西蓝花

材料 西蓝花 100g，盐、蒜末、植物油各适量。

做法 ❶ 西蓝花掰成小朵，洗净。❷ 锅中放水，加少许油烧沸，放入西蓝花焯烫，捞出装盘，加蒜末、盐拌匀即可。

功效 西蓝花中的维生素 K 能维护血管的韧性，维生素 C 有助于透析患者增强机体免疫力。

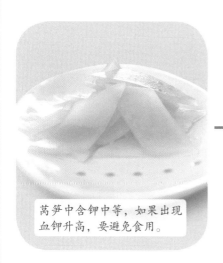

凉拌莴笋中含钾中等，如果出现血钾升高，要避免食用。

凉拌莴笋片

材料 莴笋 200g，蒜末、盐、醋各适量。

做法 ❶ 莴笋洗净切片，焯水，沥干，放入盘中。❷ 往盘中加入盐、醋、蒜末拌匀即可。

功效 莴笋中含有丰富的维生素，可以补充人体所需营养。蒜富含硒，硒有助于保护残余肾脏功能。

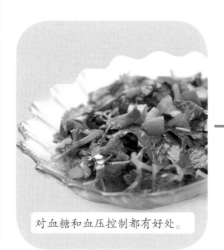

对血糖和血压控制都有好处。

爽口芹菜叶

材料 芹菜叶 100g，西红柿 1 个，盐、醋各适量。

做法 ❶ 芹菜叶洗净，焯烫，捞出沥干。西红柿洗净，切丁。❷ 芹菜叶、西红柿丁放入碗中，放入盐、醋，搅拌均匀即可。

功效 芹菜有降血压的功效，有助于防治并发高血压。西红柿富含维生素，钾含量也不高，适合透析患者适量食用。

个体化饮食

慢性肾脏病对身体的伤害不仅在于疾病本身，还在于它可能会带来的一系列并发症，比如营养不良、高血压、贫血、糖尿病等，会导致全身的机能受到损害。不同的并发症有不同的症状表现，因此，根据病情的不同，在饮食的安排上也有不同的侧重点。

！营养不良饮食指导

营养不良是慢性肾脏病的常见并发症，不少透析患者会出现营养不良的状况。营养的获取多来自品类众多的食物，饮食补充是改善营养不良的重要手段。

透析患者为什么容易并发营养不良

· 维持性血液透析容易增强分解代谢，在将体内的毒素和代谢废物排出体外的同时，也将人体内的许多营养物质一并排出，导致营养物质流失，从而造成营养不良。

· 患者在进行透析以后，往往由于疾病本身或者透析不充分，导致食欲下降，营养物质摄入不足，从而造成营养不良。

并发营养不良饮食原则

·**充足摄入优质蛋白质:**进入透析阶段以后,蛋白质会随透析流失,可合理增加优质蛋白质的摄入,不再一味遵循低蛋白的饮食原则。适当补充优质蛋白质,以肉、蛋、奶为主,多吃白肉,如鸡肉、鸭肉、鱼肉;少吃红肉,如猪肉、牛肉、羊肉;少吃动物内脏。

·**足够的能量摄入:**血液透析患者易存在能量摄入不足的情况,导致蛋白质利用率下降,从而会引起肌肉、脂肪消耗,营养状况降低,加速肾衰竭,免疫力下降,容易感染。宜尽量食用热能高而蛋白质相对低的食物,比如土豆、芋头、莲藕、南瓜等。

·**磷、钾、钠摄入量随病情变化及时调整:**透析患者要根据病情变化调整磷、钾、钠的摄入量。水肿和高血压发生期间,严格限制食盐的摄入。血钾高时严格限制钾摄入,血钾水平低时可适量补充。学会控钾、降钾的小技巧;选择磷/蛋白质比值低的食物。

·**限制水液摄入:**血液透析患者容易出现体内水液过多的情况,导致水钠潴留,引起高血压、心力衰竭、急性肺水肿等,因此要根据干体重严格控制水液摄入。

·**合理补充维生素和微量元素:**透析患者因为饮食限制和透析治疗的原因,导致体内微量元素缺乏,需要对维生素和一些微量元素进行补充,比如铁等。

·**控制脂肪和胆固醇的摄入:**透析患者每日摄入胆固醇的含量应小于300mg。选择含不饱和脂肪酸的油脂,比如橄榄油、花生油等。

▌肾性贫血饮食指导

　　肾脏负担着物质代谢和内分泌功能，肾功能衰竭后会带来一系列的不适症状，当疾病发展到一定阶段，肾功能受损，激素分泌受到影响，易引起贫血，表现为神疲乏力、脸色苍白、精神不振，严重影响日常生活质量。

·**造血原料不足**。叶酸、维生素 B_{12} 以及铁的缺乏也是贫血发生的重要原因。红细胞的生成需要铁和血红蛋白的参与，红细胞的生长也需要维生素 B_{12} 和叶酸，这些物质容易因为透析流失和饮食限制摄入不足，从而导致贫血。

·**促红素生成减少**。造血过程主要发生在骨骼，而红细胞生成离不开促红素的刺激，作为促红素生成主要场所的肾脏，其功能衰竭导致促红素生成不足。

·**红细胞丢失过多**。透析患者常有出血倾向，加上频繁化验抽血，以及透析过程中血液在透析器中残留导致失血等。

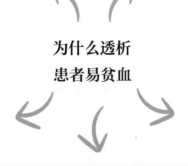

为什么透析
患者易贫血

·**其他因素**。铝中毒，尿毒症女性每月来月经等也会导致贫血。

·**甲状旁腺功能亢进**。尿毒症患者易发生甲状旁腺功能亢进，导致甲状旁腺激素分泌过多，抑制红细胞生成，使红细胞寿命缩短，导致贫血。

并发贫血的饮食原则

·**补充充足的含铁丰富的食物和优质蛋白质：**可适量补充动物血制品，如鸭血、猪血等。肉、蛋、奶类食物是优质蛋白质的补充来源。对慢性消耗性疾病和贫血的人应加强优质蛋白质的补充，也可以选择用铁制炊具来制作食物。

·**补充富含维生素C的食物：**维生素C有助于促进铁的吸收，新鲜的水果、蔬菜中维生素C的含量较为丰富。

·**牛奶、茶饮等不能与口服铁剂同食：**这些食物会中和胃酸，从而影响胃肠对铁的吸收。

·**密切监测血磷、血钾的水平：**对贫血有好处的一些食物，比如新鲜的蔬菜、水果、动物内脏等钾和磷的含量都比较高，要选择合适的方式来去磷和钾，必要时限制摄入。

·**补充含维生素B_{12}较多的食物：**维生素B_{12}主要存在于动物性食品中，比如动物肝脏、瘦肉、鱼肉等。乳制品如牛奶、酸奶中也含有维生素B_{12}。

·**补充富含叶酸的食物：**新鲜蔬菜、水果及动物的肝脏、肾脏中叶酸的含量较高。注意不要长时间加热食材，以免使叶酸遭到破坏。

!肾性高血压饮食指导

血液透析患者由于体内水液代谢异常，易导致身体水液负荷较重，加之肾功能的丧失，激素分泌异常，可能会导致血压调整系统异常，从而出现肾性高血压。

透析患者为什么会发生高血压

·**透析液引起血压升高**。低钾或无钾透析液、高钙透析液，均可使血管张力增加，后者还可增加心肌收缩力，使得血压增高。

·**降压药物的清除**。在血液透析过程中，一些降压药物在血液透析过程中被清除，弱化了降压药物的治疗效果，引起血压反弹。

·**脱水过多**。脱水过多可导致肾素－血管紧张素－醛固酮系统活跃，去甲肾上腺素、内皮素、儿茶酚胺等增加，收缩血管，使得血压升高。

·**交感神经活性增高**。慢性肾衰竭患者由于贫血或情绪紧张、焦虑等，会使交感神经系统活性增高，缩血管物质分泌增多，致使血管阻力增加，导致血管收缩，血压升高。

·**促红素的影响**。血液透析患者为了治疗贫血需要促红细胞生成素，但是促红细胞生成素会使血管收缩，导致血管张力增加或使血管对缩血管物质的反应性增加，从而加重血压升高。

·**甲状旁腺激素升高**。甲状旁腺功能亢进是血液透析患者的常见并发症，甲状旁腺功能亢进导致甲状旁腺激素分泌增加，促使血管收缩，也会导致高血压。

·**水钠潴留**。血液透析患者肾功能丧失，水液代谢失常，水钠摄入超标会导致体内多余水分不能通过透析有效清除，心输出量增多，外周血管阻力增高，从而导致血压升高。

并发高血压的饮食原则

水钠潴留是造成高血压的主要原因之一，因此要减少钠盐的摄入，每日应控制在 2~3g，这里不仅指食用盐，还包括酱油、鸡精、味精等调味品，腌制食物如腊肉、咸菜、酱菜等，还要警惕一些容易忽略的高钠食物如干果、蜜饯等，还有大多数零食中钠含量也比较高，比如薯片、饼干等。

·**限制水分摄入**：水分限制对于透析患者的重要性不言而喻，并发高血压的患者尤其要限制水分摄入，不仅是每日饮用的水分，还包括从各种食物中摄入的水分都要计算在内。

·**减少脂肪摄入**：脂肪摄入过多会加重心血管的负担，并发高血压的患者要减少动物脂肪的摄入，比如肥肉、动物内脏、禽类外皮等。

·**限制烟酒**：烟和酒精是引发、加重高血压的危险因素，烟酒对心血管的危害非常大，并发高血压的患者要严格限制烟酒。

·**增加优质蛋白质的摄入**：优质蛋白质对心脑血管有保护作用。动物性蛋白是优质蛋白质的主要来源，比如各种肉类，其中以白肉较好，还有蛋、奶类，大豆也含有优质蛋白质，可以适量摄入。

·**增加钙的摄入**：钙有预防骨质疏松、降血脂、降血压的作用。钙主要来自奶类食物，比如牛奶、酸奶，最好选用低脂奶类及其制品。除此之外，鱼、虾等也是钙的重要来源。

·**增加膳食纤维的摄入**：膳食纤维对胆固醇代谢有帮助，主要来源于各种粗粮、杂粮以及新鲜的蔬菜和水果，尤其是绿叶蔬菜。

·**适量摄入钾**：虽然钾有对抗钠盐、抑制血压升高的作用，但是透析患者容易出现高钾血症，所以一般建议少摄入钾为宜。

❗糖尿病肾病饮食指导

糖尿病肾病是因为糖尿病微血管病变引起的并发症，糖尿病合并肾病的患者发病率要高于非糖尿病的肾病患者。除了进行透析和药物治疗以外，饮食管理也是辅助治疗糖尿病肾病的重要手段。

糖尿病肾病的饮食原则

患者开始透析以后，每次透析都会将大量的蛋白质代谢出体外，因此要增加优质蛋白质的摄入量，此外，还要注意少食或不食升糖指数高的食物。

・**控制热量供给，主食粗细搭配**：糖尿病患者需要吃粗粮，因为粗粮 GI[①]值低，而肾脏病患者又更合适吃细粮，因为细粮蛋白质含量相对低，对肾脏的负担相对轻。所以，糖尿病肾病患者需要粗粮和细粮搭配食用，既能补充足够的热量，还有丰富的膳食纤维，对身体大有裨益。

・**多吃富含维生素C及铁丰富的食物**：有助于降低磷的吸收，可选择新鲜的水果和蔬菜，其含有丰富的维生素C。乳制品含有铁，可选择食用。

・**多吃蔬菜，适量摄入GI值低的水果**：糖尿病肾病患者应多吃新鲜的蔬菜，但是如果血钾高要注意去钾。水果可以适量吃，尽量选择GI值低的水果。

・**低脂饮食**：要控制脂肪的摄入量，在选择油脂时也宜选择不饱和脂肪酸来为身体提供能量，比如花生油、橄榄油等，尽量不要吃动物油脂。

①GI 值是指血糖生成指数（升糖指数），是反映食物引起人体血糖升高程度的指标。通常把葡萄糖的升糖指数定为 100，升糖指数大于 70 为高升糖指数食物，升糖指数小于 55 为低升糖指数食物，升糖指数在 55~70 之间为中等升糖指数。

部分食物 GI 值参照表[①]

主食类			
食物名称	GI 值	食物名称	GI 值
面条（硬质小麦粉，细煮）	55	馒头（富强粉）	88
大米饭（籼米，精米）	82	黑米粥	42
玉米面（粗粉，煮）	68	小米（煮）	71
马铃薯	62	甘薯（山芋）	54
蔬菜类			
西红柿	15	南瓜	75
山药	51	菜花	15
茄子	15	芹菜	15
黄瓜	15	莴笋	15
水果类			
西瓜	72	葡萄	43
菠萝	66	芒果	55
苹果	36	梨	36
猕猴桃	52	樱桃	22
乳及乳制品			
全脂牛奶	27	脱脂牛奶	32
酸奶（加糖）	48	低脂奶粉	11.9

①数据来源于《中国食物成分表 标准版（第 6 版第一册）》，杨月欣主编，北京大学医学出版社。

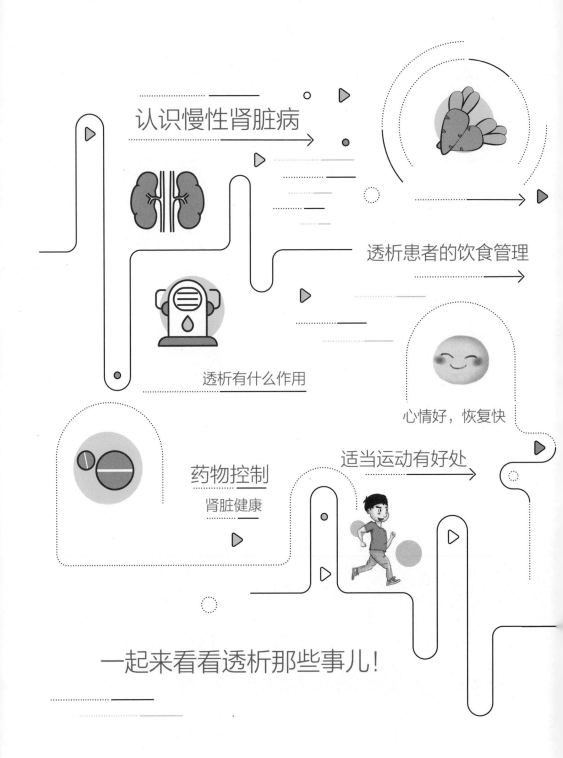

认识慢性肾脏病

透析患者的饮食管理

透析有什么作用

心情好，恢复快

药物控制

适当运动有好处

肾脏健康

一起来看看透析那些事儿！

第四章
适当运动，调适心理

长期透析会使患者的全身运动机能下降，易感觉疲乏无力、食欲不振、精神状态差，直接影响生活质量。适当运动可提高身体耐力，增强肌肉力量。另外，长期透析还会给患者的心理和情绪造成较大的压力，患者要学会自我调适不良情绪，以更加积极、乐观的心态来应对疾病，积极治疗。

透析患者可以运动

　　患有慢性肾脏病需要透析的人就需要每天卧床静养吗？其实并非如此，透析患者如果长期缺乏锻炼，会导致肌肉萎缩，加之疾病本身对身体的损害，患者会显得病恹恹，长此以往，恶性循环，对身体更加不利。

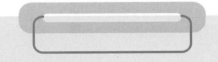

哪些患者可以进行运动治疗

　　一般来讲，经检查后，符合以下身体条件的血液透析患者可以进行适当的运动治疗：

①规律血液透析 3 个月以上。

②意识清楚，可进行语言沟通交流。

③心功能 1~2 级，无心绞痛、心肌缺血、心力衰竭等表现。

④不贫血，血红蛋白在 90g/L 以上。

⑤整体状况较好，具有一定的运动能力，不存在劳力性心绞痛等情况。

⑥无严重的肾性骨病及严重骨质疏松。

⑦血压稳定，无血压过高或体位性低血压。

⑧休息时无胸闷、胸痛、呼吸困难、端坐呼吸等现象。

⑨保持合适的干体重。

⑩维持血钾在正常范围。

透析患者需要运动

透析患者进行适当的运动有诸多好处，比如能够明显感受到自己的精神状态好了很多，并且血糖有所控制，血压、血脂都有所下降，而且运动也有助于延缓肾病发展，减少并发症。

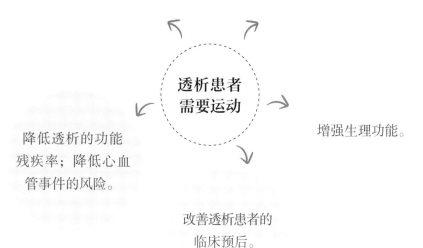

可以改善胃肠道消化功能，增加食欲。

强健心脏功能。

透析患者需要运动

降低透析的功能残疾率；降低心血管事件的风险。

增强生理功能。

改善透析患者的临床预后。

可以做这些运动

透析患者需要运动，通过运动可以改善胃肠功能，增加食欲，增强心肺功能，有助于降低血脂、血糖、血压等，降低并发心血管疾病的风险，改善身体状况，提高生活质量。适合透析患者的运动按形式可分为有氧运动、抗阻运动以及有氧和抗阻相结合的运动，患者可根据自己的实际情况进行选择。

抗阻运动

抗阻运动是指肌肉在克服外来阻力时进行的主动运动，有助于恢复和发展肌力，可用于改善慢性肾脏病患者肌肉萎缩的状况。

有氧运动

有氧运动又称"有氧代谢运动"，是指主要以有氧代谢提供运动中所需能量的运动方式。有氧运动的特点是运动强度低、持续时间长、有一定节奏性、方便易行、易于坚持。通过有规律的有氧运动锻炼，可以改善透析患者的心肺功能。

适合的运动强度

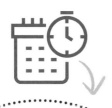

每次运动持续时间

理想的运动时间是指能保持和改善透析患者心血管功能的最佳训练时间，通常每天 15~30 分钟为宜，原则上不应少于 15 分钟。

运动频率

频度即每周运动的次数。有研究表明，每周 2 次运动训练可保证透析患者心脏的功能储量，要想增加心脏功能储量就要每周运动锻炼 3 次以上。所以，建议透析患者每周运动 3~5 次。

适当的运动量

运动强度

建议选择中低强度的有氧运动，如慢跑、快走、打太极拳、做广播体操等，运动强度以身体微微出汗及心率不超过最大心率[①]的 60%~70% 为宜。

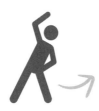

①最大心率指的是进行运动负荷时，随着运动量的增加，耗氧量和心率也增加，在最大负荷强度时，耗氧量和心率不能继续增加时心率达到的最高水平。计算公式：最大心率 =220- 年龄。

了解这些，运动更安全

运动康复对透析患者的益处已经越来越受重视。但是，运动也是存在风险的，透析患者要选择适合自己的运动方案，科学运动。

如何判断适宜的运动量

- ·运动前后要测脉搏、血压，并做好记录。

- ·循序渐进，逐步适应。注意自我感觉，如果身体有不适，立即停止运动。

- ·会有呼吸深度和频率的改变，但无交谈困难，恢复时间通常不超过 5 分钟。

- ·如果运动时出现呼吸急促不能交谈，运动后出现无力、关节明显疼痛或者僵硬，提示运动量可能过大。

- ·运动时适当的主观感觉：运动时微有出汗，稍感疲劳，有轻微的呼吸急促，但不影响交谈。

- ·一般运动停止 6 分钟后，每分钟脉搏次数应该低于 110 次，第二天清晨可以恢复到平时水平或略有减慢。

运动注意事项

- ·自我感觉良好时运动，空腹时不要运动，运动宜在饭后2小时进行，运动至少要在睡前1小时进行，早晨与傍晚较为合适。

- ·选择合适的天气进行运动，天气过冷或过热都不建议运动。

- ·穿着与环境温度相适应的宽松、舒适、透气的衣服，运动时穿运动鞋。

- ·运动前后测脉搏并做好记录，以有氧运动为主体。

- ·运动时最好有家人或同伴陪同，运动中若有不适，立即终止，量力而行，谨防过度。

需要暂停运动的情况

- ·严重水肿：透析间期体重增加超过5%干体重时，建议以休息为主，控制病情后再考虑运动康复。
- ·血压异常：严重的高血压（如血压大于180/100mmHg），或低血压（血压小于90/60mmHg），或血压波动较大时也不适合运动。
- ·血糖异常：血糖大于13.8mmol/L或小于5.5mmol/L时暂缓运动。
- ·喘憋：心功能不全急性期、肺部感染等心肺部疾病导致的缺氧状态不建议运动。
- ·反复胸痛、胸闷：不活动或轻度活动即出现反复胸痛、胸闷，提示可能存在心肌缺血，运动风险增高。
- ·深静脉血栓症状：如小腿不正常的水肿、发红和疼痛时要暂缓或停止运动。
- ·严重肌肉痉挛、骨痛、关节痛。
- ·如果有开放性伤口及没有愈合的溃疡时，应该避免游泳及负重运动，直至完全愈合。
- ·严重贫血：即血红蛋白小于60g/L时应注意休息，暂停运动。

非透析期运动

散步

　　透析患者在选择运动方式时宜选择较为舒缓的运动，散步就是个不错的选择，可以调节全身各器官的功能，促进新陈代谢。

步行方法

　　散步开始前，先使全身自然放松，适当地活动一下肢体，调匀呼吸。散步时，走路姿势很重要，步子要大，胳膊尽量甩开，速度从容和缓，不宜匆忙。

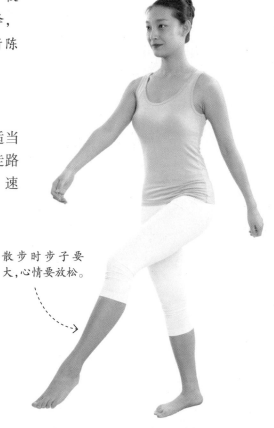

散步时步子要大，心情要放松。

散步诀窍

✓ 刚开始锻炼时，可以每天走或者隔天走，每次走 15 分钟。

✓ 等身体完全适应之后，再逐步增加运动量，延长至 30 分钟。

🔍 散步注意事项

抛开杂念
散步时，不宜让烦心琐事充满头脑，要放松心情。

掌握好时间
1. 散步宜在清晨或饭后 30 分钟左右进行，不要在饭后立即散步。
2. 养成散步习惯后，每次散步时长不少于 30 分钟，以免达不到锻炼效果。

散步时可以做些辅助运动
散步的同时，还可以进行有节奏的、轻柔的摆臂扩胸、捶打腰背、揉摩胸腹等动作，有利于疏通气血。

慢跑

　　慢跑可以改善血液循环，还有利于防止脂质的形成和促进脂质代谢。不过，慢跑要把握好度，以跑后不疲劳和肌肉不酸痛为度，以免运动过度加速肌肉新陈代谢，导致肌酐升高。

慢跑方法

　　跑前先热身5~10分钟。跑时两手握拳，身体自然放松，抬头、收腹、挺胸，尽可能采取腹部深呼吸，吸气时将腹部鼓起，呼气时收腹，双臂自然摆动，步幅和动作不要过大。

慢跑诀窍

✓ 每天跑步控制在40分钟以内为宜。

✓ 坚持每周有3~5天进行跑步锻炼。

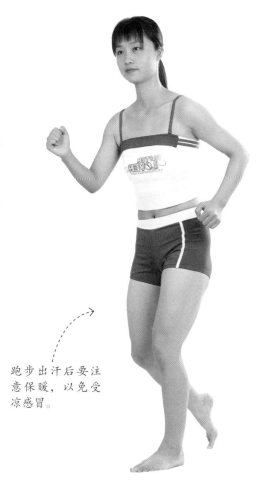

跑步出汗后要注意保暖，以免受凉感冒。

🔍 慢跑注意事项

慢跑前的准备
穿宽松舒适的衣服、合脚的鞋子，选择平坦、空气清新、环境较好的地方进行跑步锻炼。

慢跑后注意事项
跑完后做一做全身各部位的肌肉拉伸动作，防止跑后肌肉酸痛。

特殊人群慢跑注意事项
伴有高血压的透析患者，慢跑应避开清晨、下午这两个血压易升高的时段。

爬楼梯

爬楼梯是一种常见的运动方式，利用楼梯登台阶的方式进行锻炼，属于有氧运动，以不感到紧张和费力为原则，能够锻炼下肢肌肉强度。

速度不能过快，根据身体情况及时休息。

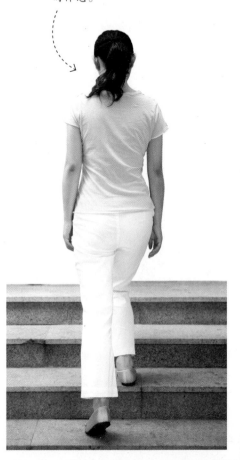

爬楼梯方法

刚开始爬楼梯时，频率很重要，不可快慢不一，最好保持匀速，不要求快。每爬 1~2 层楼梯后，可以歇一会儿，然后再继续爬。

爬楼梯诀窍

✓ 每次锻炼时间控制在 15~20 分钟为宜。

✓ 爬楼梯重要的是坚持，如果做不到天天爬，一周 3 次以上也可以。

🔍 爬楼梯注意事项

爬楼梯适用人群
爬楼梯不适合所有透析患者，伴有痛风性关节炎的患者，爬楼梯可能会造成腿部关节损伤。

爬楼梯禁忌
感觉饥饿时不要爬楼梯，以免腿脚无力，站不稳而导致发生意外。

爬完楼梯后注意事项
爬完楼梯后需进行腿部肌肉放松活动。不要一到目的地就坐下，应该适当进行平地走动，伸伸腿，揉揉小腿肚，以此来放松。

臀桥

适当做臀桥有助于锻炼肌肉，缓解腰背部疼痛，增强体质，但需注意姿势和发力要正确。

臀桥诀窍

✓ 屈膝后，大腿与小腿的夹角不要过大，如果大于90°，会增加腰部的压力，导致腰椎承受过大的压力。

臀桥方法

仰卧，屈膝；双脚分开，间距略大于肩宽。臀部向上发力，以肩和上背为一个支点，双脚为另一个支点，将臀部向上顶起，中下背部和大腿也顺带着向上抬起，直到整个躯干在一条直线上，并与小腿大致垂直。臀部用力，缓慢而有控制地还原。

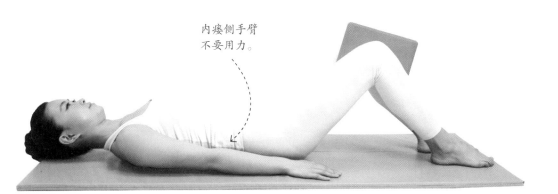

内瘘侧手臂
不要用力。

🔍 臀桥注意事项

发力要正确

全程臀部发力，躯干上抬时，以臀部为着力点和上移的中心。手臂、上背部不要借力下压。

不发力部位保持静止

整个过程中双脚、肩和上背、双臂均保持静止，小腿也不可主动移动。

保护内瘘侧肢体

做臀桥时要根据自己的情况缓慢进行，避免内瘘侧肢体错误用力，防止造成损伤。

打太极拳

太极拳属于中低强度运动，练习方式简单，也不易产生疲劳感，还能引导情绪稳定，对于透析患者的身心健康十分有益。

太极拳方法

做一套简化太极拳约需 5 分钟，其耗氧量与耗能量小，适合透析患者，能有效缓解疲劳、调节血压、改善下肢肌力，还对缓解焦虑、抑郁，提高睡眠质量有好处。

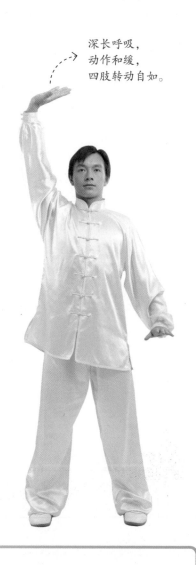

深长呼吸，动作和缓，四肢转动自如。

打太极拳诀窍

✓ 打太极拳时，要特别注意运用腰脊带动四肢进行活动，四肢要转动自如，避免摇摆。

✓ 要深长呼吸，自然和缓，心平气和，心无杂念。

🔍 打太极拳注意事项

要选好场地
可选在环境幽静的树林边、草坪、公园或广场等空气清新、气氛安静的场所。

打太极拳要衣着宽松
练太极拳切记上衣和裤子不宜穿得过紧，裤带也要扣得宽紧适度。鞋要穿得舒适。

初次练习注意事项
初次学习太极拳的人，常会感到两腿酸疼。每次锻炼的时间、次数应因人而异，视自身的实际情况酌定。

做保健操

保健操属于运动强度比较低的有氧运动，透析患者时常做一做保健操，活动肢体关节，有助于锻炼心肺功能，增强体质。

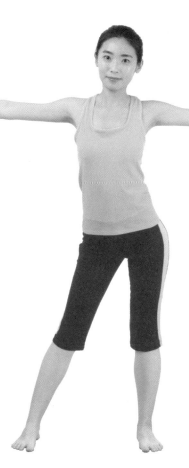

锻炼前注意活动四肢，提前热身。

保健操方法

保健操招式有很多，透析患者可以试试做一做向前弯腰、侧身运动、旋转运动、身体前屈这四个动作，每个动作反复 5~10 次，每次 1 个八拍。

保健操诀窍

✓ 每次做 30 分钟左右。

✓ 频率以每周 2~3 次为宜。

🔍 做保健操注意事项

时间选择
做保健操时，不能饭后立即运动，建议饭后间隔 30 分钟再运动。

选好场地
尽量避免在电风扇下或空调房里练习，易感风寒。在没有冷风、空气清新的自然环境下运动，效果更佳。

练习结束后注意事项
练习结束后，要擦干汗水，不能立即去洗澡，至少要休息 30 分钟再洗澡。

跳舞

　　不少透析患者爱好跳舞，特别是中老年人喜欢跳广场舞。跳舞是在音乐的伴奏下进行的有节奏的全身运动。音乐与舞蹈的有机结合，肢体与肌肉的规则运动，不仅可以疏通经络、流通气血，还能锻炼肌肉，缓解肌肉紧张。

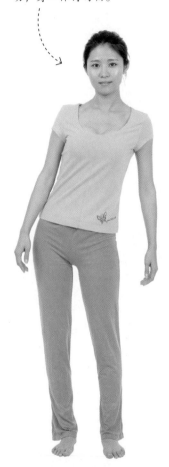

身体随音乐轻轻摆动，身心保持舒畅。

跳舞的方法

　　因为跳舞会用到平时不常用甚至没有用到的肌肉和筋络，所以跳舞前应做好热身活动，让身体各个部位"热起来"，这样跳舞时才不容易受伤。适宜选择节奏和缓、强度较低的舞蹈，避免激烈的街舞和迪斯科等节奏性强、强度大的舞蹈动作。

跳舞诀窍

✓ 跳舞之前可先把腿、腰、胯等部位的关节伸展开，以免意外扭伤。

✓ 要从基础的舞蹈动作开始学习，反复练习。

✓ 掌握好跳舞节奏，不宜太快，要舒缓、柔和。

🔍 跳舞注意事项

选择合适的舞蹈
不做过于剧烈的舞蹈动作，以低中等强度的舞蹈为宜。

跳舞场地选择
跳舞时要选择宽敞、空气清新的场地，人不能过多。因为跳舞时，人体的耗氧量增多，新鲜的空气更有利于身体健康。

控制好跳舞时间
跳舞时间不能过长，一般控制在 30 分钟左右为宜。

卷腹

卷腹是腹部运动，比仰卧起坐更能锻炼腹部肌肉。锻炼腹肌对胃肠有好处，能够增加胃动力，促进食物消化，还可以缓解便秘。

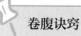

卷腹诀窍

✓ 每组动作之间可以稍微休息一会儿，以身体耐受为宜。

✓ 腹直肌始终用力，慢起慢落，起身时呼气，落下还原时吸气。

训练方法

仰卧，屈膝，慢慢抬起背部，向前挤压小腹，慢慢地边用力边吐气。还原时上身慢慢回落地面，腹肌始终绷紧。每周 2~3 次，每次 10 组，一起一落为一组。

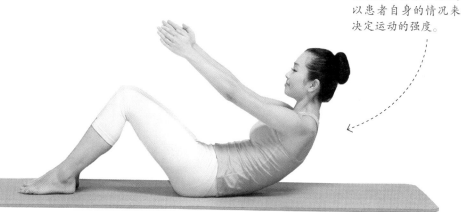

做卷腹时动作宜缓慢，以患者自身的情况来决定运动的强度。

🔍 **卷腹注意事项**

正确发力
双腿不要伸直，否则腰椎负担过大，容易受伤；也不要用手抱头，避免伤及内瘘侧肢体。

专注不分神
意念集中，胸椎、腰椎保持在一条水平线上。

卷腹与仰卧起坐的区别
卷腹的上半身不是全部离开地面，而仰卧起坐则是上半身全部离开地面。

游泳

游泳是一项全身运动，属于有氧运动，适合身体不受限的大多数透析患者。游泳可以锻炼身体多数肌肉组织，能有效降低出现肌肉萎缩的概率。由于水有浮力，减少了在地面运动时对骨骼的冲击力。

游泳诀窍

✓ 血液透析患者要在透析 12 小时后才能游泳。

✓ 正确的游泳呼吸方式是用嘴吸气、用嘴或鼻呼气。

游泳方法

下水前，要做充分的热身活动。每次游泳总时间不超过半小时，每次游泳距离为 500 米。每周 1~2 次即可，频次不宜过高，以免不利于恢复体力。

血液透析患者要做好内瘘侧的防水工作，游泳时间不宜过长。

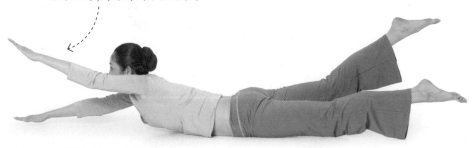

🔍 游泳注意事项

不要在饭前游泳
饭前游泳易感到体力不支，可能会虚脱，特别是血糖低的人不宜饭前游泳。

要注意安全
对于水域比较深的场所，或者游泳技术不是很好的人，要记得带上游泳圈类的辅助工具。

注意清洁卫生
血液透析患者游泳前在内瘘穿刺点贴防水胶布，游泳时发现胶布漏水，要及时清理并更换。游泳后要记得全身清洁。深静脉置存患者禁止游泳。

透析期运动

举哑铃

举哑铃属于抗阻训练，有助于增强肌肉力量，还有助于血液循环，使内瘘侧肢体血管充盈。哑铃有轻哑铃、重哑铃之分，透析患者应从轻哑铃练起。

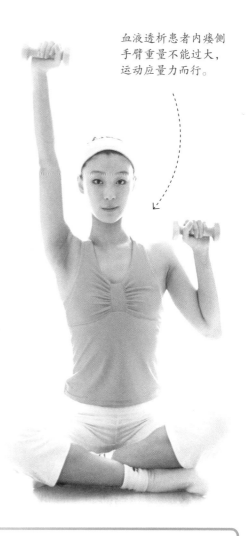

血液透析患者内瘘侧手臂重量不能过大，运动应量力而行。

举哑铃方法

透析患者练习举哑铃不宜选择过重的哑铃，避免对内瘘造成伤害。可从 1kg 开始，做前臂屈伸训练。每周训练 2~3 次，每次 15 分钟左右。

 举哑铃诀窍

- √ 练习哑铃前要选好合适的重量。
- √ 动作速度不宜过快。
- √ 可以配合自己喜欢的音乐，跟随音乐锻炼。

🔍 举哑铃注意事项

哑铃选择
根据肢体的肌力来确定哑铃的重量，以经过用力后能克服阻力完成为宜。

注意自身身体状况
出现血压异常、心率过快、头晕、头痛、呼吸困难等情况要立即停止锻炼。

握力球锻炼
也可以用握力球的运动方式代替举哑铃。

空中自行车

空中自行车运动不仅能锻炼大腿肌肉，拉长腿部线条，纤瘦美腿，同时还能健美腰背部，强化脊背力量，强腰健肾。

空中自行车诀窍

✓ 臀部紧贴垫子，在运动过程中，臀部以上部位始终紧贴垫子，以免影响锻炼效果。

空中自行车运动方法

仰卧于瑜伽垫上，两手放于体侧，手心朝下，双腿屈起，模仿蹬自行车。随着蹬车节奏，蹬出的脚绷直脚背，收回的脚做勾脚状。顺时针蹬 20 圈，再逆时针蹬 20 圈为一组，每次做 2~4 组，每周可以做 3~5 次。

蹬的速度不宜过快，否则起不到锻炼效果。

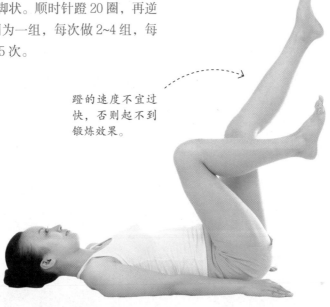

🔍 空中自行车注意事项

透析时可以运动

在透析开始的 2 个小时之内，患者可以边透析，边进行空中自行车运动，既可以减少透析中肌肉痉挛的发生，又可以加速血液中毒素的清除。

避免锻炼过度

空中自行车运动是一种非负重的膝关节的屈伸功能锻炼，但是一定要注意避免过度，否则容易导致膝关节的损伤。

练瑜伽

瑜伽可以使关节得到很好的锻炼，透析患者可以通过练习瑜伽来进行调养，主要是通过转动各处关节，使其柔软，具有弹性，减少骨与骨之间的摩擦。练瑜伽还有助于放松全身，舒缓心情，使人心平气和。

做瑜伽诀窍

√ 瑜伽要在空腹时练习，或进餐后3小时左右为宜。

√ 要做好充分的热身，以防筋骨拉伤。

做一些活动肢体的动作

做一些活动关节的动作，比如髋关节屈伸、膝关节屈伸、踝关节屈伸等。可以在透析期间，躺在床上，将腿抬起，慢慢活动下肢关节。每次30~60分钟，每周2~3次。

做瑜伽要量力而行，不可强行做超过自己能力的动作，以免受伤。

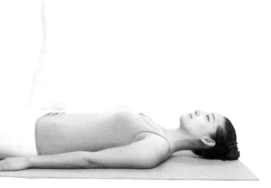

🔍 做瑜伽注意事项

练习瑜伽因人而异
每个人柔软度、耐力及学习能力各有不同，练习以自我感觉舒适为宜。

不要操之过急
瑜伽练习的每一步骤要谨慎从事，不可操之过急，练习过程中要尽量舒缓。

要长期坚持
瑜伽练习的效果不可能一两天就见效，要长期坚持才有成效。

透析患者的心理调节

很多慢性肾脏病患者，面临的不仅是疾病给身体带来的不适，还容易在心理上出现一些不良情绪，这对患者的疾病治疗与恢复是很不利的。保持良好的心态，积极地面对疾病，对于疾病的控制与治疗是有很大帮助的。

这些心理问题你有吗

对疾病感到恐惧

慢性肾脏病最终会伴随着肾脏功能的逐渐损失，需要依靠透析来维持生命。很多患者确诊以后，对于无论是透析带来的不适，还是疾病带来的痛苦，都不免会感到恐惧和担忧。

不愿承认病情

慢性肾脏病在早期可能没有任何明显的特异性症状，一些患者往往是在做常规体检或其他疾病检查时查出，因而部分患者会出现不愿相信和承认的逃避心理。

对透析抵触

当慢性肾脏病发展到终末期阶段，就需要透析治疗，而无论是血液透析还是腹膜透析，都是要借助外部仪器，通过体外循环来代谢体内毒素，无论是前期的建立通路（内瘘或腹透管），还是后续透析会带来的不适症状，都可能会让部分患者出现对透析的抵触心理。

焦虑、抑郁

焦虑、抑郁是透析患者常见的不良心理反应，长期的焦虑、抑郁甚至可能会成为独立的危险因素，不仅影响透析治疗的效果，还容易引发许多不良后果，要尤其注意。

自我否认

长时间透析，会使患者感到疲惫，对于曾经自己得心应手的事情可能会没有足够的精力去完成，这种前后的对比反差会使患者对自我价值产生疑问，会出现否认自己的心理问题。

内心孤独、压抑

透析的环境特殊，没有亲友的陪护，再加上随着透析的进行，一些患者可能需要脱离原来的工作环境和朋友圈，会使患者感到孤独、压抑，怕给别人带来麻烦，也怕面对别人异样的眼光。

悲观、失望

长期透析给身体带来的不适，有关疾病知识的增长，并发症的出现，以及日常生活中的各种饮食限制，可能会加剧患者悲观、失望的情绪。

为什么透析患者容易出现心理问题

疾病因素

慢性肾脏病患者的肾功能损害是不可逆转的，需要依靠透析来维持生命，随着疾病发展，还可能会出现一些并发症，透析的不适加上并发症的叠加，身体上的痛苦自然而然会影响患者的心理状态。

经济因素

进行透析是一个长期的治疗过程，这个过程中产生的治疗费用会给患者及其家庭带来一定的经济负担，一些患者家庭经济状况不好，会对透析产生的费用感到有压力。

自身形象

长时间透析以后，患者多容易出现身体水肿、口腔异味、皮肤苍白干燥、头发脱落等问题，会使患者的外观形象发生改变，患者可能会因此而产生一些心理问题。

治疗因素

长时间的反复透析会让患者感到很麻烦，无论是一周 2~3 次的血液透析，还是每天好几次的腹膜透析，不仅需要建立通路或置入腹透管，治疗过程中患者还需要承受一些不舒服，会影响患者的心理和情绪状态。

知识缺乏

一些初确诊的患者，对于疾病以及透析相关的知识都知之甚少，对此会感到陌生和恐惧。一些患者确诊以后，会上网查询相关内容，了解不透彻或盲目相信偏方，可能会对医生的治疗方案产生质疑。

透析患者如何进行心理调适

对于透析做好充分的准备

透析前对于透析相关的信息做充分的了解，了解透析治疗需要做哪些准备。掌握足够的信息，能够在一定程度上缓解患者对于透析的陌生感和不安感，有助于缓解紧张的情绪。

积极的心理暗示

透析患者要学会进行积极的心理暗示，要树立战胜疾病的信心，透析其实也没有那么可怕，很多确诊的患者接受透析治疗以后，依然能维持较好的生活状态。所以，患者要多给自己一些积极的心理暗示，家里的亲友也要帮助患者建立积极的心理暗示。

参与工作

透析并不意味着就不能工作了，事实上，很多患者在开始透析以后依然能够正常地上班工作，工作能够帮助透析患者认可自我价值的存在，也能在一定程度上缓解透析治疗费用的压力，对于透析患者的不良情绪和心理状态的调节有好处，但是也需要注意不要做强度太大的工作。

多与人沟通交流

沟通交流可以作为一种不良情绪的排解方法，当有一些不舒服或者有一些心事时，不妨试着与人交流。透析患者不要封闭自己的内心，多与人交流，可以与一起透析的病友交流，也可以与家人朋友聊一聊，或者与医护人员交流自己的状况。

必要时及时寻求心理医生帮助

一些常见的不良情绪可以通过自己的积极调节有所缓解和改善，但是如果出现了比较严重的心理问题，一定要及时寻求心理医生的帮助。患者身边的家人也要关注患者的精神和情绪状态，必要时帮助患者及时就医。

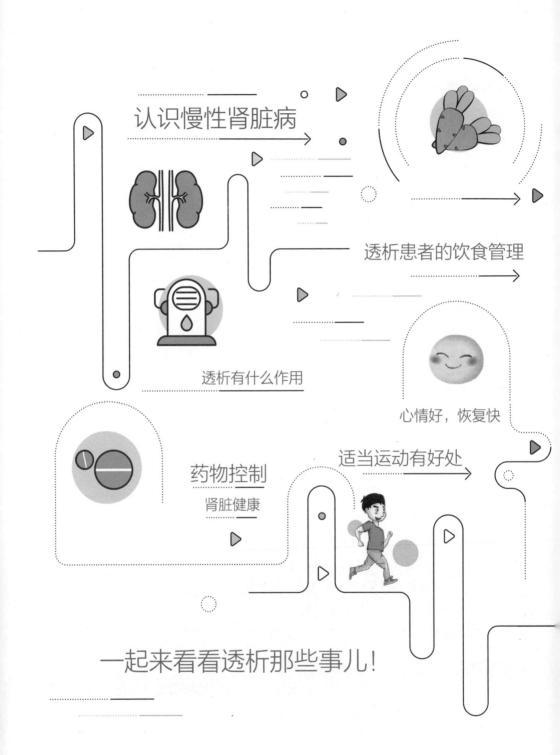

认识慢性肾脏病

透析患者的饮食管理

透析有什么作用

心情好，恢复快

药物控制

肾脏健康

适当运动有好处

一起来看看透析那些事儿！

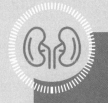

第五章
谨防悄悄到来
的并发症

当慢性肾脏病发展到终末期，就需要进行肾脏替代治疗，透析是常用的肾脏替代疗法。随着疾病的发展、透析龄的增加，可能会出现一系列的并发症，了解并防治并发症，对提高透析患者的生活质量十分重要。

透析器反应（首次使用综合征）

　　当透析患者首次使用新的透析器时产生的一组综合征称为"透析器反应"，旧称"首次使用综合征"，分为A型（超敏型）和B型（特异型）。首次使用综合征A型发生的概率为万分之五左右，B型发生的概率为3%~5%。

如何防治透析首次使用综合征

● 对于已知有反应的透析器不能再应用，应更换另外的产品。

● 尽量使用可重复使用的透析器，可以减少首次使用综合征的发生。

● 对于有轻微反应者，专业医生给予增加盐水的预冲量，有助于降低首次使用综合征的发生率。

● 对于反应较重且不易缓解者，可以咨询专业医生，考虑是否要改变透析方式，改为腹膜透析。

● 一旦确诊是A型，应该立即终止透析，进行紧急抢救治疗。

● 确诊为B型，一般不需要终止透析，给予对症吸氧等治疗之后可以缓解。但是，需要注意与心绞痛进行鉴别。

警惕这些症状表现

· A型，以过敏反应为主要临床表现，主要症状有皮肤瘙痒、荨麻疹、咳嗽、打喷嚏、腹痛、腹泻等，严重时可能会出现血管神经性水肿、呼吸困难、休克。一般在血液透析开始20分钟内（多数5分钟内）发作。

· B型，反应发作程度一般较轻，主要表现为胸痛、背痛、低血压、恶心、呕吐等。多发生在透析开始后的数分钟到1个小时内。

小贴士

对于发生首次使用综合征的透析患者，不要慌乱，第一时间向医护人员寻求帮助。

失衡综合征

　　失衡综合征是透析过程中或透析后不久出现的以神经系统症状为特征的综合征，多发生在新透析患者身上。血液透析使血液中的尿素氮等小分子物质被很快清除，血浆中的渗透压降低，而此时血管外组织、细胞内的尿素氮等却尚未清除，导致渗透压高于血浆，水分从血浆向组织、细胞内转移，从而引起失衡综合征。根据症状不同，失衡综合征又可分为脑型和肺型。

如何防治失衡综合征

● 刚开始透析的患者，超滤脱水量不宜过大，超滤速度不宜过快，透析时间不宜超过 3 小时。避免选用大面积高效透析器，最好使用低效透析器，进行短时透析，再慢慢地过渡到规律性的透析。

● 症状轻者，需减慢血流速度，以减少溶质清除，减轻血浆渗透压和 pH 过度变化。如经上述处理仍无缓解，则应终止透析。

● 症状重者，如出现抽搐、意识障碍和昏迷，应立即终止透析，给予相应治疗，并做出鉴别诊断，排除脑血管意外。

● 在透析过程中，可在专业医生指导下使用药物，如葡萄糖、甘露醇等，可有效预防失衡综合征的发生。

 警惕这些症状表现

· 脑型，轻者表现为恶心、呕吐、头痛、血压升高、焦躁、嗜睡等；严重者常伴有抽搐、震颤、昏迷等症状。一般出现在首次透析后的 2~3 小时。

· 肺型，在 1~2 次透析结束后的 4~6 小时出现呼吸困难，且症状逐渐加重，不能平躺，甚至出现大汗淋漓，口唇发紫，发生急性肺水肿。

小贴士

 体内尿素氮、肌酐水平非常高的透析患者，在透析后尿素氮、肌酐快速下降时也可能诱发失衡综合征。

低血压

　　透析中低血压，指在透析过程中，收缩压下降大于等于20mmHg，或平均动脉压下降大于等于10mmHg。一般与透析过程中血容量减少、自主神经功能紊乱、心功能异常和血管功能受损等有关。多数发生在透析开始后的中后期，尤其好发于老年透析患者，以及伴有糖尿病、心血管疾病的透析患者。

如何防治低血压

● 平时加强饮食控制，制订合理的饮食计划，严格控制透析间期盐和水分的摄入量。

● 正确评估干体重，透析期间体重增长不可超过干体重的3%~5%。

● 改善营养，纠正贫血，血浆蛋白浓度低的透析患者应适当进行优质蛋白质的补充。

● 透析时出现低血压，应在医护人员的指导下采取头低位，并立即停止超滤。

● 在专业医生指导下进行药物治疗，如补充生理盐水100ml、20%甘露醇或白蛋白溶液等。

警惕这些症状表现

· 轻者，仅表现为收缩压下降大于等于20mmHg，或平均动脉压下降大于等于10mmHg，无其他症状表现。

· 重者，除表现为收缩压下降大于等于20mmHg，或平均动脉压下降大于等于10mmHg外，还表现为恶心、呕吐、胸闷、无力、出汗、头晕、肌肉痉挛等。

小贴士

由心脏因素导致的低血压，应积极治疗原发病及可能的诱因。

高血压

　　透析中高血压，指一部分血液透析患者在透析过程中，平均动脉压较透析前不但没有下降反而升高15mmHg以上，并且随着血液透析，高血压并没有得到有效改善的症状。因为肾功能的丧失，血压调节系统的不完整性，以及降压药物随透析流失等，透析患者较易在透析中发生高血压，多数为容量依赖性高血压，少数为肾素依赖性高血压。

如何防治高血压

● 加强对高血压的认知，不要慌乱无措，察觉有异常时，及时与医生沟通，缓解紧张情绪。

● 调整血液净化治疗方案，若对超滤不耐受，可延长透析时间，增加透析频率。

● 容量依赖性高血压，随着超滤进行，血压会逐渐下降，应慎用降压药物。

● 肾素依赖性高血压，随着超滤进行，血压逐渐升高，可在专业医生指导下预防性服用普利类、沙坦类或洛尔类降压药物。

警惕这些症状表现

·高血压一般缺乏比较特异的临床表现，早期一般没有明显的症状表现。

·随着疾病进展，可能会出现头晕、头痛、乏力、健忘、耳鸣、心悸、心律失常、血压波动等症状。

小贴士

若需服用降压药物，要严格遵照医嘱执行，警惕低血压的发生。

心律失常

透析中心律失常，指在血液透析开始以后出现的心律失常，或在原有心律失常基础上，因血液透析的原因又发生了新类型的心律失常，严重时会导致血压升高，心力衰竭。心律失常发生率较高，是透析常见的并发症。

如何防治心律失常

● 减慢血流量、降低超滤率或暂停超滤，调整透析液电解质浓度。进行心电监护，必要时吸氧。

● 对伴有低血压者，可在专业医生指导下补充生理盐水、葡萄糖溶液。

● 纠正钙磷代谢紊乱、甲状旁腺功能亢进等。纠正尿毒症并发症，比如肾性贫血、高血压。

● 日常生活中，严格控制水分、盐的摄入量，及时评估、调整合适的干体重。

● 放松心情，尽量避免紧张、焦虑等，减少情绪波动。

● 有基础心血管疾病的透析患者，需针对原发病进行治疗。

警惕这些症状表现

·常见表现为胸闷、心悸、心前区疼痛、头晕、头痛、恶心、呕吐、憋气、大汗等。

·严重者，伴有意识丧失、抽搐等，导致透析治疗不能正常进行，影响血液透析的充分性。

小贴士

如果心律失常反复发作，可以咨询专业医生，是否改为腹膜透析。

发热

透析中发热，指血液透析时出现的以发热为主要表现的并发症。可出现在透析过程中，表现为透析开始后1~2小时出现；也可出现在透析结束后。透析发热可分为非感染性发热和细菌感染导致的发热，其中多为非感染性发热，如透析管路和透析器等复用不规范、透析液受污染等引起的发热。

如何防治发热

● 加强透析用水及透析液监测，避免使用受污染的透析液进行透析。

● 对于高热者，适当调低透析液温度，并给予对症处理，包括物理降温、口服解热药等。

● 非感染性发热，通常在透析后自然消失，不超过 24 小时，如无好转应继续寻找病原体。

● 细菌感染导致的发热，可在专业医生指导下，视情况应用抗生素治疗。

警惕这些症状表现

· 非感染性发热，表现为透析前体温正常，透析开始后 1~2 小时出现畏寒、寒颤、恶心、呕吐、发热，体温通常为38℃左右，一般持续 2~4 小时后渐渐消退。可表现为多个透析患者同时发热，多由透析设备污染引起。

· 细菌感染导致的发热，一般在透析前即有低热或身体不适。若不治疗，透析间和透析后发热持续存在，体温可达到 39°C 以上。

小贴士

内瘘保护不当也可导致感染，引起发热，尤其是临时导管，比动静脉移植物或动静脉自体瘘更容易感染。

肌肉痉挛

肌肉痉挛，指血液透析中或透析后数小时内发生的身体局部肌肉强直性收缩（抽搐）。常由于体液减少，透析中低血压、低血容量、超滤速度过快，以及电解质、酸碱平衡紊乱，营养状况欠佳等，引起肌肉痉挛。发作时，因肌肉剧烈疼痛难以忍受，使血液透析治疗不能顺利进行，从而影响透析的充分性。

如何防治肌肉痉挛

● 血液透析中发生肌肉痉挛后，部分人可自行缓解；部分人则需要通过物理治疗、药物治疗，甚至停止血液透析才可恢复。察觉异常后，要及时告知医生，对症施治。

● 可由专业医生给予药物治疗，如摄入 0.9% 氯化钠注射液、50% 葡萄糖注射液。

● 在药物治疗的基础上，可进行局部按摩，缓解痉挛症状，减轻痛苦。

● 在日常生活中适当做一些锻炼肌肉的运动。脱水较多的患者和老年患者，宜选择温和的运动方式，比如在透析前可以做做伸展运动。

 警惕这些症状表现

· 肌肉痉挛常于接近透析治疗结束时发作，低血压是常见的预警症状。

· 一般的症状表现为肌肉抽搐，抽搐部位局部疼痛，有紧缩和压痛感，可持续数秒至数分钟不等。

· 双下肢肌肉最为高发，手部、上肢和腹部肌肉亦可受累。

 小贴士

在透析中脱水较多者和老年患者较易发生肌肉痉挛，多数出现在每次透析的中后期。

溶血

透析溶血是透析过程中因各种机械因素（如管道表面对红细胞的破坏）、透析液因素（如透析液温度过高）、输血因素（如异型溶血）等导致红细胞被迅速破坏的并发症。此并发症发生率低，但也需引起重视，大量溶血可以引发心律失常；少量溶血不易被发现，可导致贫血逐渐加重。

如何防治溶血

● 一旦发生溶血，应该停止透析，夹住血路管道。当病情稳定后，可重新开始透析。

● 溶解的血液中有很高的钾含量，所以透析管路和透析器中的血液不能再回收进人体。

● 必要时进行吸氧治疗，及时纠正贫血。

● 严密监测血钾，避免发生高钾血症。

● 积极寻找溶血原因并治疗，尽快恢复血液透析。

警惕这些症状表现

· 血液透析溶血表现为血路管道内血液呈淡红色。

· 透析患者表现为胸闷、心绞痛、腹痛、寒颤、发热等。

· 伴有严重的低血压透析患者甚至可能会出现昏迷。

小贴士

透析时急性溶血的发生率虽不高，不过一旦发生则易为严重的急性并发症，需重视。

心血管系统并发症

血液透析对心血管系统产生的负担较大，心血管系统并发症发生率高。心血管系统并发症包括左室肥厚及左心室功能异常、缺血性心脏病、心律失常、心力衰竭、心包疾病、心内膜炎等。积极防治心血管并发症非常有必要。

如何防治心血管系统并发症

- 日常控制盐摄入量，及时纠正水负荷过多，维持干体重。

- 定期到心血管科检查，维持好血压水平，做好血管通路的管理等。

- 补充营养，及时纠正贫血和营养不良。

- 透析器应选用生物相容性好的透析膜。

- 高龄透析患者，应选用低效率、透析面积小的透析器，血路容量少。

- 当甲状旁腺功能亢进，使用钙三醇治疗不能控制进展时，应尽早考虑实施甲状旁腺切除术。

警惕这些症状表现

· 出现皮肤溃烂、破溃等情况，甚至引起血管堵塞。

· 可能出现疼痛，特别是在破溃或者肿大比较厉害时疼痛剧烈，静息的时候疼痛减轻，活动特别是剧烈活动后加重。

· 可能出现肿胀、水肿等，特别是下肢部位。

小贴士

出现异常时，准确向医生描述自己的症状、疼痛部位、疼痛性质等，以便医生快速进行正确处理。

神经系统并发症

　　维持性血液透析的神经系统并发症是指长期接受血液透析的慢性肾衰竭患者并发的神经系统临床综合征。主要由铝中毒，尿毒症毒素、甲状旁腺激素潴留，维生素、微量元素缺乏，水、电解质紊乱等因素引起。

如何预防神经系统并发症

- 加强透析，改善营养状况，及时纠正贫血等。

- 保证充足的睡眠。每天中午小睡20~30分钟，夜晚睡眠7~9小时，最好选择侧睡姿势。

- 保持乐观积极的心态。多参加社会活动和家庭聚会。

- 吃低钾、低钠、低磷的食物。每天吃七分饱，让胃肠及大脑得到充分的休息。

- 多动脑，保持大脑活跃。适当玩一些智力游戏，如下棋等。

- 尽量不使用铝炊具和铝容器，各种使用水铝含量应小于0.5μmol/L。

警惕这些症状表现

・平时多观察神经系统是否出现异常。

・中枢病变表现为淡漠、注意力障碍、记忆力减退、智力衰退、行为异常，重者出现语言和运动障碍，甚至痉挛、痴呆。

・周围神经病变主要表现为深浅感觉障碍，晚期少数患者出现运动障碍甚至迟缓性瘫痪。

・自主神经病变表现为低血压、性功能紊乱、汗腺分泌失调等。

小贴士

定期监测血清铝，以血清铝小于1μmol/L为度。

消化系统并发症

维持性血液透析的消化系统并发症，指长期接受血液透析的慢性肾衰竭患者并发的消化系统临床综合征。由于毒性代谢产物蓄积及电解质紊乱、精神紧张、透析不充分等因素，透析患者容易出现一些消化系统症状。临床表现为恶心、呕吐、食欲减退、消化不良、便秘、腹泻、呃逆等。若消化系统并发症控制不及时，会影响透析患者的生活质量。

如何预防消化系统并发症

● 食欲不佳、营养不良、透析不充分的人，可以在专业医生指导下，应用一些营养制剂辅助治疗。

● 保证透析充分性，可使营养、食欲、电解质和酸碱平衡等达到最佳状态。

● 可以多和治疗状态好、性格开朗的肾友交流，适量参与社会活动，改善精神面貌，也有助于缓解消化系统不适。

● 减少肉类的摄入，少量多餐，有助于减轻症状。食入较多肉类，易引起肠易激综合征，出现痉挛疼痛和腹泻。

警惕这些症状表现

· 食欲减退、消化不良是主要表现。

· 可因尿毒症本身或水、电解质紊乱，导致恶心、呕吐。

· 便秘，多由液体和富含纤维素的食物减少引起。

· 透析患者发生腹泻也不少见。

· 膈肌受到刺激、低钠血症或一些代谢紊乱等均可引起顽固性呃逆。

小贴士

慢性便秘、用药不当、病毒感染等也是导致尿毒症患者并发消化系统疾病的因素。

呼吸系统并发症

维持性血液透析的呼吸系统并发症，指长期接受血液透析的慢性肾衰竭患者并发的呼吸系统临床综合征。由于血液透析中的透析膜生物相容性差、营养不良、严重贫血、免疫异常、透析不充分等，会对呼吸系统造成一定程度的影响，引发相关的呼吸系统并发症。

如何防治呼吸系统并发症

- 日常严格控制每日水分摄入量，做到低盐饮食。

- 平时要根据天气变化适当增减衣物，避免着凉感冒。

- 出门时戴上口罩，尽量不去人员密集场所。

- 远离空气污染严重的环境。

- 不吸二手烟，远离厨房油烟。有吸烟习惯的人，尽量戒烟。

- 均衡摄入营养，保持适度运动，以提高免疫力。

警惕这些症状表现

·临床表现为咳嗽、咳痰、呼吸困难、咯血、发绀等，部分患者肺部可闻及干（湿）性啰音，严重者可出现呼吸衰竭。

·有睡眠呼吸暂停综合征的患者，临床表现为反复出现呼吸暂停，清晨头痛，白天嗜睡、疲劳，伴反复打鼾，睡眠时伴明显的低氧血症和心律失常。

小贴士

严重的高血钾和高血磷也可能导致急性呼吸困难，使呼吸衰竭的发生率增高。因此，尿毒症患者要严格控制钾、磷的摄入量。

营养不良

营养不良是慢性肾脏病的常见并发症，是慢性肾脏病发生、发展以及导致心血管事件的危险因素。由于病情影响，通常蛋白质摄入量有限，再加上磷、钾、钠等诸多饮食限制，常常因此而导致营养摄入不足。另外，开始透析以后，身体里的许多营养物质也会随着透析的进行而流失，从而很容易出现营养不良。

如何防治营养不良

● 充分透析，可有效清除体内的毒素，减轻胃肠道症状，改善食欲，从而改善营养状况。

● 存在营养不良的透析患者，可以在专业医生指导下应用一些营养剂。

● 合理规划饮食，包括适量补充优质蛋白质、热量、维生素等必需营养物质。

● 根据尿量、透析频率、血压等具体情况，来控制水分、钾、磷的摄入。

● 通过接受铁剂、叶酸、促红细胞生成素等改善贫血，提高组织的血氧供应，促进蛋白质的吸收和利用。

 警惕这些症状表现

·出现疲乏无力、萎靡不振、伤口不易愈合，甚至心力衰竭等情况时，可提示为营养不良。

·长期营养不良可导致免疫力下降，易引起感染。

小贴士

关注生化指标，可以提示营养的摄入不足，包括血清尿素氮、白蛋白、钾和磷的降低。

肾性贫血

长期透析患者容易并发各种血液系统并发症，其中比较典型的就是肾性贫血。促红细胞生成素生成减少，是导致肾性贫血的主要原因。贫血不仅会降低透析患者的生活质量，也增加了患心血管疾病的风险。在慢性肾脏病早期，就应该重视贫血的诊断和治疗。

如何防治肾性贫血

● 补充红细胞生成刺激剂（ESA），包括 rHuEPO、达依泊汀－α、罗沙司他等。

● 补充铁剂，常用的铁剂补充方式有口服补铁、静脉补铁。

● 纠正影响治疗或促进贫血的因素，比如炎症、感染、慢性失血、叶酸及维生素 B_{12} 缺乏、体内存在抗促红细胞生成素抗体、继发性甲状旁腺功能亢进、严重营养不良等。

● 慢性肾脏病患者可通过定期检查了解是否存在贫血，如血常规、血涂片、血清铁蛋白和血清转铁蛋白饱和度等。同时，应积极治疗慢性肾脏病，并注意补充营养，避免感染等可能诱发贫血的因素。

警惕这些症状表现

·体格检查时，患者可有贫血面容、呼吸频率加快、心动过速等表现。

·长期肾性贫血者，可有非特异性的各系统症状，如畏寒、疲惫、嗜睡、食欲缺乏、肌无力、活动能力下降、注意力集中困难、记忆力下降、休息或活动时气促、心悸、心绞痛及性欲下降等。

小贴士

如不及时治疗，可因严重贫血诱发心绞痛和心力衰竭。及时治疗可纠正贫血至靶目标值。

高尿酸血症与痛风

随着肾功能的下降，透析患者的尿酸水平逐渐增加，高尿酸血症主要发生于透析不充分和新透析患者中。高尿酸血症是引起痛风的重要因素，但这并不意味着所有的高尿酸血症患者都会发展为痛风。

如何防治高尿酸血症和痛风

● 痛风急性发作期，治疗主要以药物控制炎症反应，缓解疼痛，比如秋水仙碱、非甾体类抗炎药等。需注意休息，必要时可用糖皮质激素。

● 对于间歇期及慢性期，以饮食控制和药物降低尿酸为主。饮食上减少高嘌呤食物的摄入，如动物内脏、海鲜等。使用促进尿酸排泄的药物（如苯溴马隆、苯磺唑酮等）和抑制尿酸合成的药物（如别嘌醇、非布司他等）。

● 不过度劳累，不受冷、受湿，注意保护关节不受损伤。

警惕这些症状表现

· 急性痛风性关节炎，好发于四肢关节，尤其是下肢关节。半夜急骤起病，关节附近出现急性炎症反应，有明显的红肿热痛，并可伴有发热、白细胞增多等全身性症状。

· 慢性痛风性关节炎，大多为急性痛风性关节炎反复发作迁延而来。在慢性病变的阶段，常有急性炎症的反复发作。

· 不少高尿酸血症患者伴有肾脏损害，主要表现为慢性痛风性间质性肾炎、尿酸性尿路结石和急性高尿酸性肾衰竭。

小贴士

酒精可能会使病情加重，有饮酒习惯的人，最好戒酒。

肾性骨病

肾性骨病属于尿毒症并发症中较严重的。透析患者体内钙磷代谢发生紊乱，再加上缺乏维生素D_3、长期使用免疫制剂和激素类药物，继发性甲状旁腺亢进以及酸中毒等都会引起肾性骨病。肾性骨病可发生于慢性肾脏病的早期，并贯穿肾功能不断恶化的整个过程。

如何防治肾性骨病

● 降低高血磷，维持正常血钙，从饮食上限制磷的摄入，根据病情调整治疗方案。

● 防止和纠正甲状旁腺功能亢进和甲状旁腺增生，必要时进行甲状旁腺切除手术。

● 预防和逆转骨外钙化。

● 在专业医生指导下进行药物治疗，比如应用碳酸钙、醋酸钙、碳酸镧等，合理使用活性维生素D。

● 适当运动，运动是增加骨密度、降低骨丢失的重要手段，能减轻肌肉萎缩，提高身体耐力，改善精神面貌，调适心理状况，提高生活质量。

 警惕这些症状表现

· 肾性骨病进行缓慢，早期可能没有明显的不适症状，但存在血液化验的异常。

· 肾性骨病出现症状时，往往已经是晚期了，主要有骨痛、骨折、身高变矮、关节痛、关节炎、近端肌无力等。

 小贴士

一般来说，男性群体发病率高于女性群体。

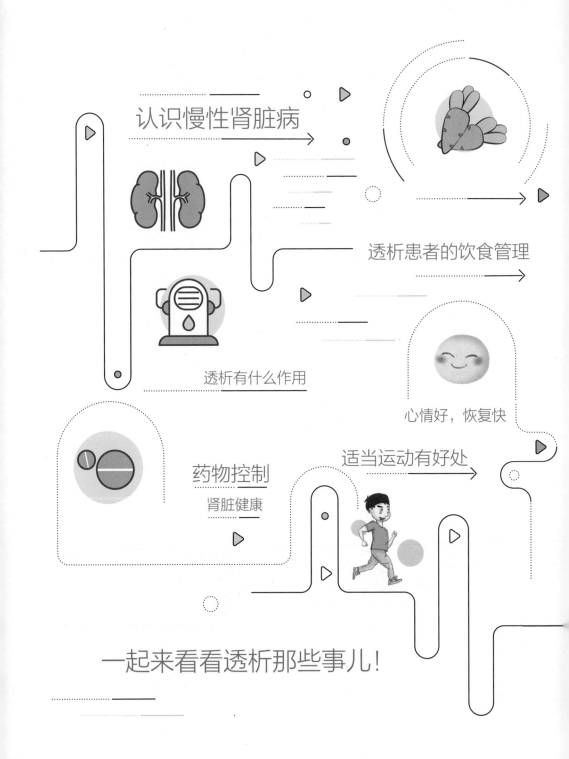

认识慢性肾脏病

透析患者的饮食管理

透析有什么作用

心情好，恢复快

药物控制

肾脏健康

适当运动有好处

一起来看看透析那些事儿！

第六章
如何缓解透析中的不适

透析需要将体内的血液经过透析器净化后再回流体内，属于体外循环，这个过程中将体内的毒素物质排出体外，但同时也排出了一些有用的物质，易导致产生不适症状，比如头痛、腹泻、恶心、呕吐等，本章教你如何缓解透析带来的种种不适。

肌肉痉挛

透析中出现肌肉痉挛是较为常见的，主要部位为腓肠肌、足部，一般在血液透析中或透析后数小时内发生。透析中肌肉痉挛的原因有很多，如干体重没有控制好、体温过低等。

小贴士

✓ 减慢或暂停超滤，停止脱水，降低血流量。

✓ 输入生理盐水 100~200ml 或高渗糖水及高渗盐水。

✓ 需要监测血压，及时吸氧。

缓解肌肉痉挛小妙招
按揉承筋穴
用手指指腹按揉双侧承筋穴，每次 2 分钟。

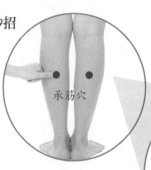

承筋穴

足三里穴

按揉足三里穴
用手指指腹按揉双侧足三里穴，每次 2 分钟。

🔍 按摩注意事项

按摩手法要求由轻渐重、均匀、柔和，按摩时间不宜过长。

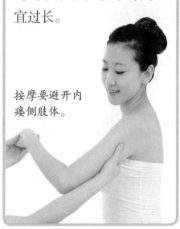

按摩要避开内瘘侧肢体。

按揉丰隆穴
用手指指腹按揉双侧丰隆穴，每次 2 分钟。

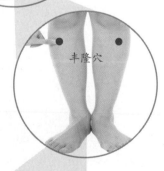

丰隆穴

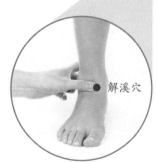

解溪穴

按揉解溪穴
用手指指腹按揉双侧解溪穴，每次 2 分钟。

恶心、呕吐

尽管血液透析设备和技术已取得很大进展，但有时候仍旧会出现恶心、呕吐这样的不适，还可伴有面色苍白、出汗、胸闷等症状。

小贴士

✓ 降低血流量，必要时补充生理盐水或高渗盐水。

✓ 考虑缩短透析时间，增加透析频率。

缓解恶心、呕吐小妙招
按揉足三里穴
用手指指腹按揉双侧足三里穴，每次 2 分钟。

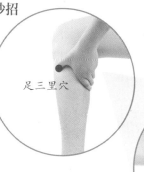

足三里穴

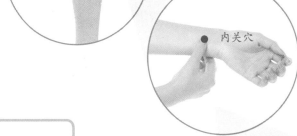

内关穴

按揉内关穴
用手指指腹按揉双侧内关穴，每次 2 分钟。

🔍 呕吐时这样做

透析中勿大量进食，可降低产生恶心、呕吐发生的可能性。若发生呕吐，则头偏向一侧，防止呕吐物误吸。

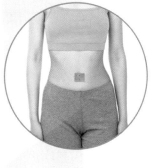

贴敷神阙穴
新鲜生姜洗净剁成姜泥，以 75% 乙醇消毒肚脐后，把姜泥填满肚脐处神阙穴，外用胶布固定。

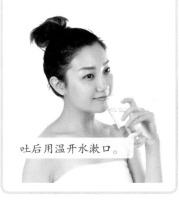

吐后用温开水漱口。

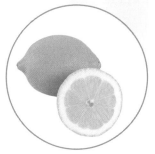

闻气味
可以随身携带柠檬或生姜，感到恶心时拿出来闻一闻。

头痛

透析相关性头痛是指在血液透析过程的中后期出现3次以上头痛，呈持续性或间歇性疼痛，通常在血液透析后72小时内缓解。

小贴士

✓若透析中血压过高，要加强超滤量。

✓若透析中血压过低，要减少超滤量。

缓解头痛小妙招
按揉太阳穴
用手指指腹按揉双侧太阳穴，每次2分钟。

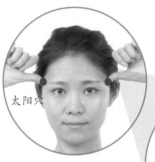

按揉风池穴
用手指指腹按揉双侧风池穴，每次2分钟。

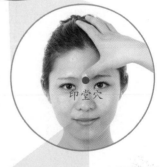

按揉印堂穴
用手指指腹按揉印堂穴，每次2分钟。

谨防异常状态

若头痛剧烈，且伴喷射样呕吐，要谨防脑血管意外发生。

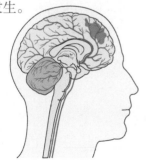

必要时应进行颅脑CT检查。

按揉百会穴
用手指指腹按揉百会穴，每次2分钟。

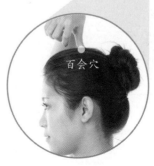

口渴、口干

多数透析患者在接受血液透析过程中会伴有不同程度的口渴。一般来说，随着透析龄的增加，口渴程度也会增加。

小贴士

✓ 透析上机前，不要毫无顾忌地过多饮水。

✓ 口渴也可能与心理因素有关，透析时放松心态，不要有"需要喝水"的自我暗示。

缓解口渴、口干小妙招
刺激金津穴、玉液穴

舌尖转动以刺激金津穴、玉液穴，每次2分钟。

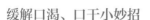

玉液穴　　金津穴

点按阴谷穴

用手指指腹点按双侧阴谷穴，每次2分钟。

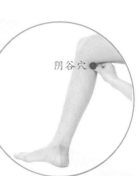

阴谷穴

🔍 喝凉水或热水

对于透析患者来说，口渴时不宜饮用温水，因为这种水无刺激性。可以饮偏凉的水或偏热的水，异常的水温通过感受器传至口渴中枢，能够达到止渴的目的。

用鼻子呼吸

用鼻子呼吸，不要张嘴呼吸，以免加速唾液蒸发，加剧口干舌燥。

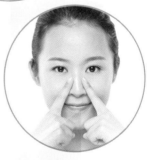

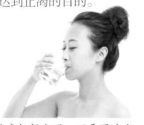

注意把握水温，不要因为水过冰或过烫而损伤身体。

柠檬水漱口

随身携带一瓶柠檬水，感觉口渴时用柠檬水漱口，有助于缓解口渴。

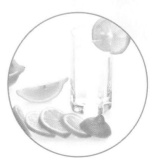

声音嘶哑

血液透析后出现体内脱水、咽部干燥、说话时声音嘶哑，多为超滤过多引起，一般第二天便可好转。

小贴士

√ 在专业医生允许下，可适当放宽干体重。

√ 可在专业医生指导下，含适合的润喉片，以缓解咽干症状。

缓解声音嘶哑小妙招
轻刮廉泉穴

用手指指腹沿一个方向轻轻推刮廉泉穴，每次1分钟。

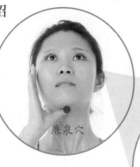

点按天突穴

用手指指腹点按天突穴，每次1分钟。

不要大声说话

出现声音嘶哑后，尽量少说话，或用气声说话，避免大声说话。

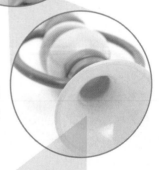

🔍 限制盐分摄入

平时要注意严格限制盐分的摄入，避免透析脱水过多引起声音嘶哑，还要注意戒烟、戒酒。

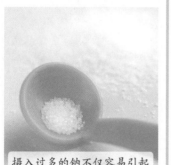

摄入过多的钠不仅容易引起声音嘶哑，还会引发高血压。

热敷颈部

可以用毛巾热敷颈部，促进血液循环，缓解不适症状。

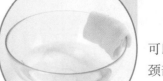

失眠、乏力

人在透析后容易出现虚弱、乏力感，而且透析时间越长，出现睡眠障碍的可能性也越大。

小贴士

✓ 睡前不要吃得太饱，可以到户外散步。

✓ 有条件的话，选择较为安静的环境居住。

✓ 尽量避免吸烟、喝酒。

缓解失眠、乏力小妙招

点按内关穴、神门穴

用手指指腹点按内关穴、神门穴各200次。

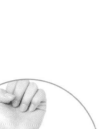

睡前泡脚

晚上睡前可以用温水泡脚，水温不宜超过40℃，时间也不宜超过30分钟。

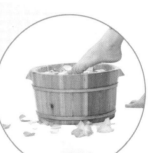

尽量保持乐观

受疾病困扰、担心自己预后等，引起精神压力，也会导致睡眠紊乱或失眠，这就需要及时调节情绪。

耳穴刺激

取耳部神门、心、交感、内分泌反射区进行刺激，每个穴位点刺激10下。

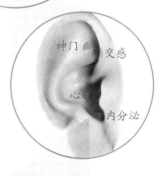

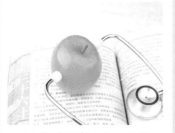

"心"病不容小觑，必要时应寻求心理辅导。

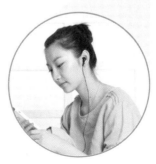

听音乐

可以听一些曲调舒缓的音乐，以缓解压力，调节情绪。

便秘

在透析过程中，人体受到铁剂、利尿剂等药物影响，或过度超滤导致水分大量滤出，体内水分易缺乏，从而导致便秘，即每周大便次数少于3次，且粪便干结，排便异常困难。

缓解便秘小妙招

点按大肠俞穴

用手指点按双侧大肠俞穴，每次2分钟。

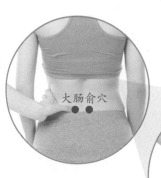

大肠俞穴

点按天枢穴

用手指点按双侧天枢穴，每次2分钟。

天枢穴

保持适度运动

没有便秘困扰的透析患者，也要多加注意。可以选择练习有促进肠道蠕动作用的有氧运动，如快步走、打太极拳等，预防便秘。

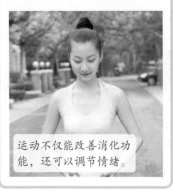

运动不仅能改善消化功能，还可以调节情绪。

合理饮食

少吃精加工食物，选择吃富含膳食纤维的食物，促进肠道蠕动，比如粗粮、新鲜蔬菜等。

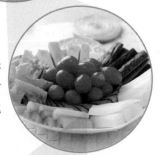

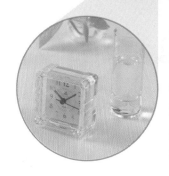

定时排便

每天定时去蹲厕所，建立排便反射机制，引起便意。

腹泻

　　腹泻是透析常见不适之一，通常与应用排毒药物、毒素清除不彻底或肠道菌群紊乱等有关。

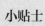

小贴士

✓ 如果有脱水和电解质失衡，要及时输液补充水和电解质，注意观察病情变化。

✓ 可以进行离子四项检查和大便常规检查，在医生指导下进行肠道调理。

缓解腹泻小妙招
按摩中脘穴
用手指指腹按揉中脘穴或者用手掌围绕中脘穴摩腹3~5分钟。

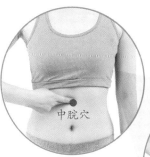

按揉大横穴
用手指指腹按揉双侧大横穴，每次2分钟。

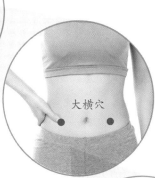

🔍 清淡饮食

在饮食方面，建议清淡饮食，不要吃太过油腻的食物，否则不容易消化。

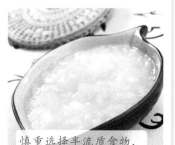

慎重选择半流质食物，以免造成水分摄入过量。

隔姜灸神阙穴
取一姜片，中间扎孔，上置艾炷。隔姜灸肚脐处神阙穴，每次5~10分钟，有祛湿散寒的效果。

注意休息
腹泻时还易神疲乏力，要注意休息。

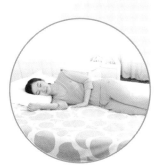

附录：部分常见食物成分表①

坚果、油脂类

（以每 100g 可食部计）

食物名称	水分（g）	能量（kcal）	蛋白质（g）	脂肪（g）	碳水化合物（g）	磷（mg）	钾（mg）	钠（mg）
山核桃（干）	2.2	616	18.0	50.4	26.2	521	237	250.7
松子（生）	3.0	665	12.6	62.6	19.0	620	184	–
杏仁	5.6	578	22.5	45.4	23.9	27	106	8.3
榛子（干）	7.4	561	20.0	44.8	24.3	422	1244	4.7
腰果（熟）	2.1	615	24.0	50.9	20.4	639	680	35.7
花生（炒）	4.1	601	21.7	48.0	23.8	326	563	34.8
葵花子（生）	2.4	609	23.9	49.9	19.1	238	562	5.5
南瓜子（炒）	4.1	582	36.0	46.1	7.9		672	15.8
菜子油	0.1	899	Tr	99.9	0	9	2	7.0
茶油	0.1	899	Tr	99.9	0	8	2	0.7
花生油	0.1	899	Tr	99.9	0	15	1	3.5
葵花子油	0.1	899	Tr	99.9	0	4	1	2.8
玉米油	0.2	895	Tr	99.2	0.5	18	2	1.4
芝麻油（香油）	0.1	898	Tr	99.7	0.2	4	Tr	1.1
色拉油	0.2	898	Tr	99.8	0	1	3	5.1

①数据来源于《中国食物成分表 标准版（第6版第一册）》，杨月欣主编，北京大学医学出版社。

谷物、豆类及其制品

（以每 100g 可食部计）

食物名称	水分（g）	能量（kcal）	蛋白质（g）	脂肪（g）	碳水化合物（g）	磷（mg）	钾（mg）	钠（mg）
小麦	10.0	338	11.9	1.3	75.2	325	289	6.8
小麦粉	11.2	359	12.4	1.7	74.1	136	185	14.1
稻米	13.3	346	7.9	0.9	77.2	112	112	1.8
黑米	14.3	341	9.4	2.5	72.2	356	256	7.1
糯米（江米）	12.6	350	7.3	1.0	78.3	113	137	1.5
玉米（鲜）	71.3	112	4.0	1.2	22.8	117	238	1.1
玉米面（黄）	11.2	350	8.5	1.5	78.4	196	249	2.3
青稞	12.4	342	8.1	1.5	75.0	405	644	77.0
小米	11.6	361	9.0	3.1	75.1	229	284	4.3
荞麦	13.0	337	9.3	2.3	73.0	297	401	4.7
莜麦面	8.8	391	13.7	8.6	67.7	259	255	1.8
薏米	11.2	361	12.8	3.3	71.1	217	238	3.6
米饭（蒸）	70.9	116	2.6	0.3	25.9	62	30	2.5
小米粥	89.3	46	1.4	0.7	8.4	32	19	4.1

蔬菜类

（以每 100g 可食部计）

食物名称	水分（g）	能量（kcal）	蛋白质（g）	脂肪（g）	碳水化合物（g）	磷（mg）	钾（mg）	钠（mg）
白萝卜（鲜）	94.6	16	0.7	0.1	4.0	16	167	54.3
胡萝卜	90.0	32	1.0	0.2	8.1	38	119	120.7
豆角	90.0	34	2.5	0.2	6.7	55	207	3.4
荷兰豆	91.9	30	2.5	0.3	4.9	19	116	8.8
黄豆芽	88.8	47	4.5	1.6	4.5	74	160	7.2
茄子	93.4	23	1.1	0.2	4.9	23	142	5.4
番茄（西红柿）	95.2	15	0.9	0.2	3.3	24	179	9.7
冬瓜	96.9	10	0.3	0.2	2.4	11	57	2.8
黄瓜	95.8	16	0.8	0.2	2.9	24	102	4.9
苦瓜	93.4	22	1.0	0.1	4.9	35	256	2.5
南瓜	93.5	23	0.7	0.1	5.3	24	145	0.8
丝瓜	94.1	20	1.3	0.2	4.0	33	121	3.7
西葫芦	94.9	19	0.8	0.2	3.8	17	92	5.0
韭菜	92.0	25	2.4	0.4	4.5	45	241	5.8
洋葱（紫皮）	9.1	339	6.9	0.4	80.6	162	912	77.4
大白菜	94.4	20	1.6	0.2	3.4	33	134	68.9
油菜	95.6	14	1.3	0.5	2.0	23	175	73.7

水果类

（以每 100g 可食部计）

食物名称	水分（g）	能量（kcal）	蛋白质（g）	脂肪（g）	碳水化合物（g）	磷（mg）	钾（mg）	钠（mg）
苹果	86.1	53	0.4	0.2	13.7	7	83	1.3
梨	85.9	51	0.3	0.1	13.1	14	85	1.7
荔枝	81.9	71	0.9	0.2	16.6	24	151	1.7
桃	88.9	42	0.6	0.1	10.1	11	127	1.7
李子	90.0	38	0.7	0.2	8.7	11	144	3.8
杏	89.4	38	0.9	0.1	9.1	15	226	2.3
枣（鲜）	67.4	125	1.1	0.3	30.5	23	375	1.2
枣（干）	26.9	276	3.2	0.5	67.8	51	524	6.2
樱桃	88.0	46	1.1	0.2	10.2	27	232	8.0
葡萄	88.5	45	0.4	0.3	10.3	13	127	1.9
石榴	79.2	72	1.3	0.2	18.5	70	231	0.7
柿	80.6	74	0.4	0.1	18.5	23	151	0.8
桑葚	82.8	57	1.7	0.4	13.8	33	32	2.0
沙棘	71.0	120	0.9	1.8	25.5	54	359	28.0
草莓	91.3	32	1.0	0.2	7.1	27	131	4.2
橙子	87.4	48	0.8	0.2	11.1	22	159	1.2
柠檬	91.0	37	1.1	1.2	6.2	22	209	1.1